이 책의 총론에서는 촉진의 순서와 전신의 뼈·관절, 인대, 신경, 혈관의 명칭과 위치 관계, 그리고 기본적인 구조에 관해 소개하고, 제1장은 견갑대·상지, 제2장은 골반대, 하지, 제3장은 얼굴·두부, 제4장은 척주, 제5장은 흉곽, 제6장은 신경, 제7장은 혈관에 관해 다룹니다. 각 부위의 ⋯⋯⋯⋯⋯⋯⋯⋯⋯⋯⋯하게 설명합니다.

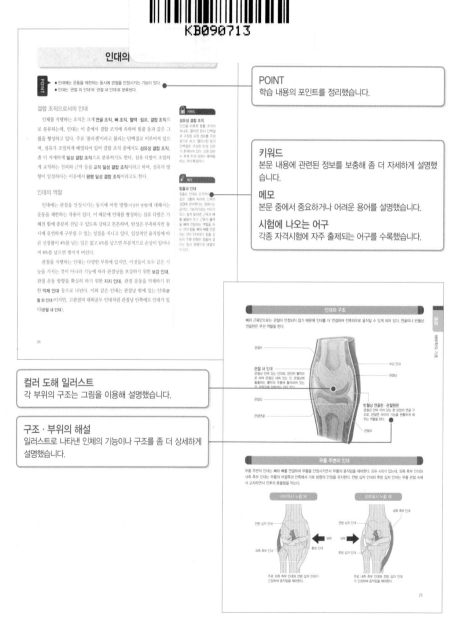

POINT
학습 내용의 포인트를 정리했습니다.

키워드
본문 내용에 관련된 정보를 보충해 좀 더 자세하게 설명했습니다.

메모
본문 중에서 중요하거나 어려운 용어를 설명했습니다.

시험에 나오는 어구
각종 자격시험에 자주 출제되는 어구를 수록했습니다.

컬러 도해 일러스트
각 부위의 구조는 그림을 이용해 설명했습니다.

구조·부위의 해설
일러스트로 나타낸 인체의 기능이나 구조를 좀 더 상세하게 설명했습니다.

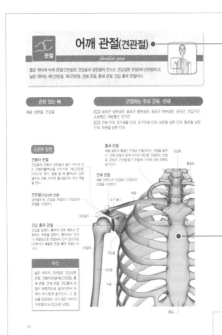

촉진 부위의 명칭
앞으로 공부할 촉진 부위의 명칭과 영문 명칭을 기재했습니다. 또한 개요에 관해서도 설명했습니다.

3D 컬러 도해 일러스트
뼈나 관절·인대·신경·혈관의 위치를 입체적인 그림으로 제시하고, 촉진 부위의 기능과 구조를 설명했습니다.

촉진 순서
촉진 순서를 사진과 함께 설명했습니다.

일러스트 설명
사진 위에 일러스트를 배치하고 촉진 부위의 위치와 촉진의 핵심을 설명했습니다.

2가지 종류의 칼럼

Column
학습하는 내용의 부속 정보와 각 부위에서 일어나기 쉬운 장애 등을 소개하고 촉진 부위를 좀 더 깊이 이해할 수 있게 했습니다.

Athletics Column
각 부위의 가동범위에 관한 지식을 사진과 함께 소개했습니다.

총론 해부학의 기초

제1장 견갑대·상지의 촉진

제2장 골반대·하지의 촉진

제3장 **안면·두부의 촉진**

제4장 척주의 촉진

제5장 흉곽의 촉진

제6장　신경의 촉진

제7장　혈관의 촉진

총론

해부학의 기초

촉진이란?

POINT

- 환자의 상태를 관찰하고 직접 만져봄으로써 신체 각 부위의 상태를 안다.
- 촉진 대상은 뼈, 관절, 근육, 근막, 신경, 혈관 등이다.

촉진의 목적

촉진의 목적은 신체를 직접 손으로 만져보고 그 상태를 관찰하여 알기 위해서다. 만져본 부위를 파악하여 조직과 구조에 어떤 변화가 생겼는지 정확한 진단을 내려야 한다.

대상은 표피, 피하 지방층, 뼈, 관절, 근육, 근막, 인대, 신경, 혈관 등이다. 촉진에는 **정적 촉진**과 **동적 촉진**이 있으며, 각 상황에 맞게 이용해야 한다.

관찰과 촉진의 순서

근육 촉진은 다루지 않고 있으며, 관찰과 촉진의 순서는 다음과 같다.

① 전체 진단

촉진하기 전에 전체적인 형태와 피부 · 조직 상태, 움직임 등을 살펴본다. 좌우가 다른지에 대한 관찰도 필요하다.

② 뼈 지표의 촉진

표층에서 만져지는 뼈를 확인한다. 입체적인 구조를 이해하기 위해서이다.

③ 관절의 촉진

관절 부분의 뼈를 만져보고 관절 간극의 위치를 확인한다. 직접 만져볼 수 없을 경우에는 관절을 움직였을 때 뼈의 움직임으로 위치를 확인한다.

④ 인대의 촉진

인대 섬유 주행 방향의 수직으로 만져본다. 만지기 어려운 인대의 경우는 관절을 움직여 피동적 스트레스를 가하면 쉽게 만질 수 있다.

⑤ 신경의 촉진

표층 부위의 경우, 가볍게 압박하면 끈 모양의 신경을 느낄 수 있다.

⑥ 혈관의 촉진

대퇴 동맥 등의 표층을 달리는 동맥은 위에서 만져보면 느낄 수 있다. 상지나 하지에 있는 피부정맥은 지나가는 혈관으로 보인다.

키워드

정적 촉진
피부의 습윤, 체온, 긴장, 탄성, 조직 간의 가동성 등 질적인 것을 평가할 때 시행한다. 근육을 이완시키고 약간 늘어난 상태에서 촉진하는 것이 중요하다.

동적 촉진
관절을 움직이면서 관절의 가동범위나 저항감, 손상 등을 평가한다.

메모

촉진 시 유의점
촉진을 실시할 때는 반지나 시계 등 장식품을 꼭 떼어 놓아야 한다. 옷 위에서 만져보는 것만으로는 정확한 판단을 할 수 없으므로 가급적 신체에 직접 손을 대보는 것이 바람직하다. 환자가 불안감이나 피로감을 느끼지 않도록 하는 데 초점을 두고 손의 온도에도 주의를 기울여야 한다.

신체 각 부위의 명칭과 위치 관계

신체 각 부위의 위치 관계와 운동 방향을 나타낼 때는 해부학 용어를 이용한다. 촉진 소견의 정리에도 필요한 지식이므로 반드시 알아 두기를 바란다.

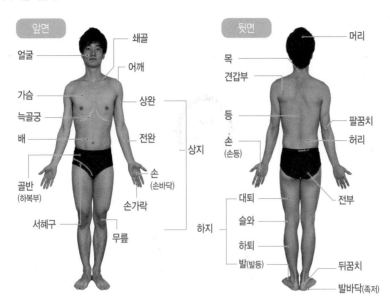

신체의 방향을 나타내는 용어

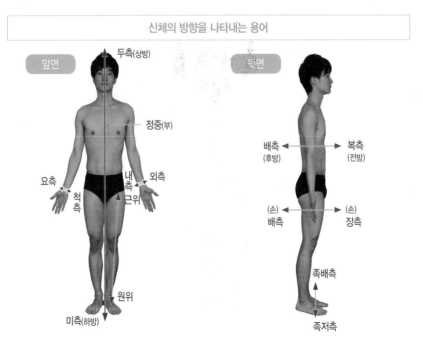

전신의 뼈

POINT

- ●뼈는 인체의 형상을 구성하고 신체의 모든 운동을 가능하게 한다.
- ●뼈는 인산, 칼슘 등으로 구성되어 있어 가볍고 쉽게 부러지지 않는 성질을 지니고 있다.

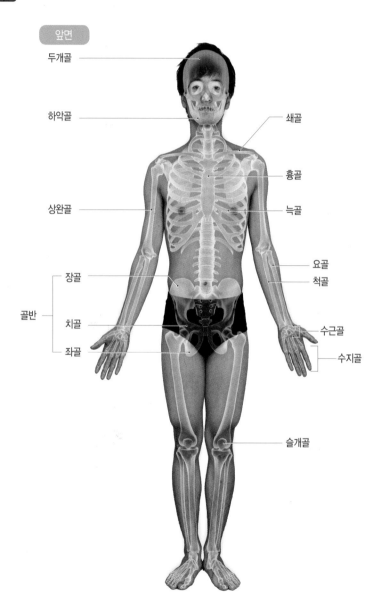

앞면

두개골

하악골

쇄골

흉골

상완골

늑골

요골
척골

장골

골반

치골

수근골

좌골

수지골

슬개골

다양한 뼈의 역할

크고 작은 뼈가 복잡하게 연결된 구조를 '골격'이라고 한다. 골격은 신체의 지지와 운동 외에도 장기의 보호, 조혈, 칼슘 대사 등의 역할을 한다. 뼈는 칼슘을 저장하고 필요에 따라 이를 혈액 속에 방출한다. 적혈구, 백혈구, 혈소판을 포함한 혈액은 골수에서 생성된다.

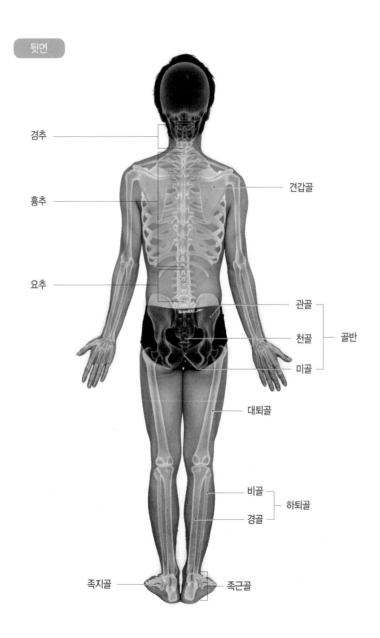

뒷면

경추

흉추

요추

견갑골

관골
천골   골반
미골

대퇴골

비골
         하퇴골
경골

족지골   족근골

전신의 관절·인대

POINT

- 관절은 2개 이상의 뼈가 서로 가동성을 갖고 결합되어 있다.
- 인대는 관절을 연결하고 움직임을 안정시키는 섬유의 다발이다.

관절(앞쪽)

배면

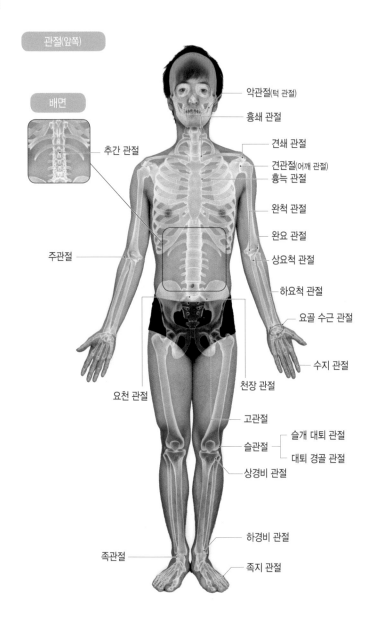

- 악관절(턱 관절)
- 흉쇄 관절
- 견쇄 관절
- 견관절(어깨 관절)
- 흉늑 관절
- 완척 관절
- 완요 관절
- 상요척 관절
- 하요척 관절
- 요골 수근 관절
- 수지 관절
- 추간 관절
- 주관절
- 천장 관절
- 요천 관절
- 고관절
- 슬관절 ─ 슬개 대퇴 관절
          └ 대퇴 경골 관절
- 상경비 관절
- 하경비 관절
- 족관절
- 족지 관절

관절의 역할, 인대와의 관계

관절은 뼈와 뼈의 연결부로, 부동성 결합과 가동성 결합이 있다. 일반적으로 가동성 결합을 '관절'이라고 한다. 관절을 사이에 둔 뼈끼리는 근육과 인대로 연결되며, 그 견인력에 따라 굴곡과 신전, 회선이 가능하다. 인대는 양쪽 끝이 뼈에 부착되어 있고, 표면은 주위 결합 조직과 섞인 탄성 섬유로 덮여 있다. 형상은 다발 모양, 띠 모양, 시트 모양 등이 있는데, 탄성은 부족하다.

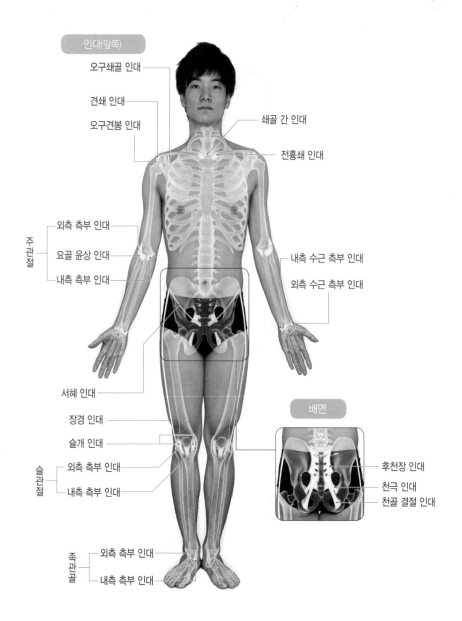

인대(앞쪽)

오구쇄골 인대
견쇄 인대
오구견봉 인대
쇄골 간 인대
전흉쇄 인대

주관절
외측 측부 인대
요골 윤상 인대
내측 측부 인대
내측 수근 측부 인대
외측 수근 측부 인대

서혜 인대
장경 인대
슬개 인대

슬관절
외측 측부 인대
내측 측부 인대

배면
후천장 인대
천극 인대
천골 결절 인대

족관골
외측 측부 인대
내측 측부 인대

전신의 신경·혈관

POINT

● 신경계는 중추 신경과 말초 신경으로 이루어져 있다.
● 심장에서 나오는 혈관은 동맥, 돌아오는 혈관은 정맥이다.

전신의 신경계

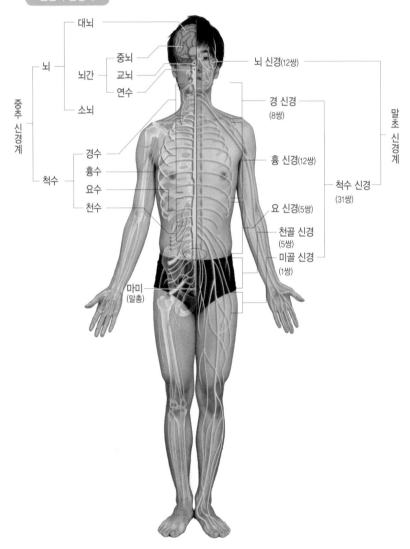

대뇌

중뇌
뇌간
교뇌
연수
소뇌

뇌 신경(12쌍)

경 신경
(8쌍)

경수
흉수
요수
천수

흉 신경(12쌍)

척수 신경
(31쌍)

요 신경(5쌍)

천골 신경
(5쌍)

미골 신경
(1쌍)

마미
(말총)

뇌

척수

중추 신경계

말초 신경계

전신의 신경계와 주요 동맥과 정맥

뇌와 척수로 이루어진 중추 신경계는 보내온 정보를 처리한다. 말초 신경계는 중추 신경계와 신체 각 부위 간의 정보를 중개한다. 혈액 순환의 근본이 되는 대동맥은 상행 대동맥, 대동맥 궁(대동맥 활), 하행 대동맥으로 구분하고, 전신의 정맥은 폐정맥계와 대정맥계로 구분한다.

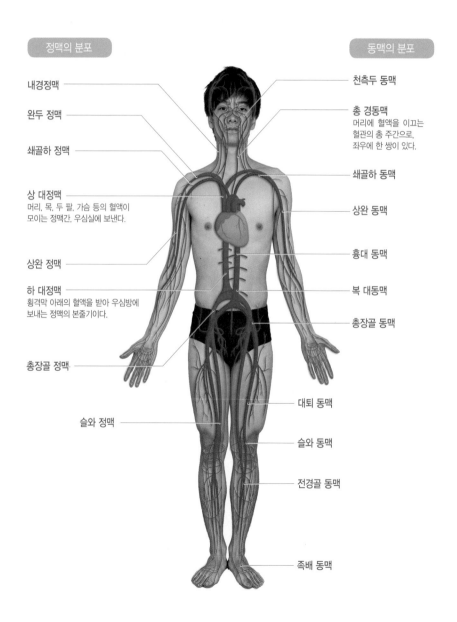

정맥의 분포

내경정맥

완두 정맥

쇄골하 정맥

상 대정맥
머리, 목, 두 팔, 가슴 등의 혈액이
모이는 정맥간, 우심실에 보낸다.

상완 정맥

하 대정맥
횡격막 아래의 혈액을 받아 우심방에
보내는 정맥의 본줄기이다.

총장골 정맥

슬와 정맥

동맥의 분포

천측두 동맥

총 경동맥
머리에 혈액을 이끄는
혈관의 총 주간으로,
좌우에 한 쌍이 있다.

쇄골하 동맥

상완 동맥

흉대 동맥

복 대동맥

총장골 동맥

대퇴 동맥

슬와 동맥

전경골 동맥

족배 동맥

19

뼈의 형상과 분류

POINT

● 뼈는 형상에 따라 크게 6가지 종류로 분류된다.
● 신체 지지, 운동, 장기의 보호, 조혈, 칼슘 대사 등의 역할을 한다.

역할에 따른 분류

뼈의 역할에는 주로 다음과 같은 2가지가 있다.

① 운동 기관의 역할

인체의 중량을 지탱하면서 골격을 형성하고, 근육의 수축으로 관절 운동을 한다. 뇌와 내장 등을 외부 충격으로부터 지키기 위한 보호·저장 기능도 한다.

② 대사 기관의 역할

골질에 칼슘·무기물, **골수강**에 지방을 저장한다. 골수는 조혈 기능을 하기도 한다.

부위와 재질에 따른 분류

① 부위에 따른 분류

부위에 따라 기능이 다르기 때문에 형상도 다르다. 뼈 부위의 가장 일반적인 분류는 **상지·하지·체간·두부** 4가지이다. 각 부위가 체간의 중축을 이루는 척주에 다양한 모양으로 연결됨으로써 복잡한 운동을 할 수 있게 된다.

② 재질에 따른 분류

뼈는 바깥쪽의 **치밀골**('골단위'라고 불리는 구조 단위로 이루어져 있다)과 안쪽의 **해면골**(해면양의 다수 내강, 골질 사이에 극간이 있다) 2층 구조로 이루어져 있으며, 인산 칼슘을 많이 함유한 단단한 조직이다. 골격을 형성하는 뼈를 연골과 명확하게 구별해야 하는 경우에는 '경골'이라고도 한다.

연골은 연골 세포와 연골 기질로 이루어져 있으며, **초자 연골·섬유 연골·탄성 연골** 등 성분에 따라 몇 가지로 분류하며, 각각 역학적 특성이 다르다.

시험에 나오는 어구

초자 연골
인체에서 가장 일반적으로 볼 수 있는 연골로, 관절면을 덮는 관절 연골, 기관을 감싸는 기관 연골 등이 있다.

섬유 연골
천장 관절, 악관절, 흉쇄 관절, 추간 원판, 치골 결합, 반월상 연골판, 관절원판 등을 구성하는 연골을 말한다. 콜라겐이 많이 포함되어 있기 때문에 단단하고 외부로부터의 압력에 강하다.

탄성 연골
외이도, 이관, 이개 연골, 후두개 연골 등을 구성하는 연골을 말한다. 탄성 섬유가 많이 포함되어 있기 때문에 탄력이 있다.

키워드

골질
뼈조직의 기질을 만드는 고단백질로, 주성분은 콜라겐, 인산칼슘, 탄산칼슘, 인산마그네슘이다.

골수강
뼛속에 있는 공간을 말하는 것으로, 조혈 작용을 하는 골수(적색 골수)나 지방(황색 골수)이 저장되어 있다.

뼈의 형상에 따른 분류

뼈는 기능이나 움직임의 방향에 따라 막대 모양, 판자 모양 등 복잡한 모양과 크기가 있으며, 다양한 뼈끼리 여러 개가 결합되어 합리적인 움직임과 튼튼한 구조를 유지한다.

장골

사지를 구성하는 상완골이나 대퇴골로 대표되는 막대 모양의 뼈를 말한다. 큰 움직임을 하기 좋고, 양쪽 끝이 다른 뼈와 관절로 이어져 있기 때문에 굵다. 상완골, 척골, 요골, 대퇴골, 경골, 비골 등이 있다.

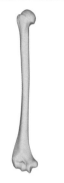

단골

골단과 골간의 뚜렷한 구별이 없는 입방형의 뼈를 말한다. 단골이 여럿 모여 관절을 구성하는 것이 많다. 가동범위는 한정되어 있지만, 탄성이 있다. 수근골, 족근골 등이 있다.

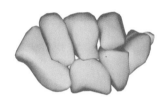

편평골

판자 모양의 납작한 뼈를 말한다. 두정골처럼 내강을 에워싸고 장기를 보호하는 역할과 견갑골처럼 근육의 부착면이 되기에 좋은 형상을 하고 있다. 두정골, 견갑골, 흉골, 늑골, 장골 등이 있다.

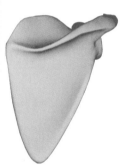

함기골

뼛속에 공기가 지나는 구멍이 있는 것이 특징이다. 신경이나 혈관을 지나는 기능 외에 뼈 자체의 중량을 경감하는 장점이 있다. 두개골에 많으며, 전두골, 상악골, 사골, 접형골 등이 있다.

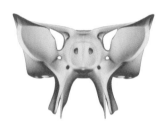

불규칙한 뼈

장골, 단골, 편평골 어느 것에도 해당하지 않는 불규칙한 모양의 뼈를 말한다. 모양은 주로 바깥으로 향하는 복잡한 돌기에 따라 달라진다. 추골, 하악골, 협골, 접형골 등이 있다.

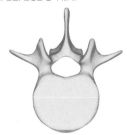

종자골

인대 또는 힘줄과 유착된 관절낭에 있는 뼈를 말한다. 힘줄과 힘줄에 접하는 뼈와의 마찰을 경감하는 작용을 한다. 손가락뼈에 관련된 것이 많다. 슬개골, 두상골 등이 있다.

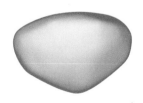

관절의 구조와 연결

- 관절은 활액을 채운 관절낭으로 연결되어 있다.
- 관절은 접합 부분의 형상에 따라 분류할 수 있다.

뼈의 연결 구조

석회질 성분으로 이루어진 뼈를 움직이려면 몇몇 뼈가 연결돼 관절을 구성해야 한다. 뼈끼리 연결되어 있더라도 가동성이 없을 수 있기 때문에 일반적으로는 **가동성이 있는 연결**만을 '관절'이라고 한다. 2개의 뼈로 이루어진 관절을 **단관절**, 3개 이상의 뼈로 이루어진 관절을 **복관절**이라고 한다.

관절은 어느 정도 격렬한 움직임에도 견디거나 빠지지 않는 튼튼한 구조여야 한다. 따라서 접합 부분은 직접 뼈끼리 접하는 데 그치지 않고 몇 가지 조직이 관여한다(23쪽 위 그림 참조). 뼈와 뼈는 **관절낭**이라고 불리는 주머니 모양의 조직이 감싸고 있고, 그 내부(**관절강**)에 채워져 있는 활액은 쿠션 및 윤활유 역할을 한다. 뼈가 쉽게 탈락하지 않도록 보강하는 조직이 **인대**(24쪽 참조)이다. 관절의 적합성을 높이기 위한 것이 **반월상 연곡판**과 **관절원판**이라고 불리는 판상의 연골이다.

관절이 움직이는 구조

관절은 접합 부분의 형상으로 분류할 수 있다. 운동역이 크고 움직임의 방향도 비교적 자유로운 것을 **구관절**, 운동역은 크지만 방향이 한정되어 있는 것을 **경첩 관절**이라고 한다. 특히, 경첩관절 중 운동 시에 나선 운동을 볼 수 있는 것을 **나선 관절**이라고 한다. 한쪽 뼈가 주축이 되고 그것을 중심으로 다른 한쪽 뼈가 회선 운동을 하는 것을 **차축 관절**, 가장 가동범위가 좁은 것을 **평면 관절**이라고 한다. 관절 접합 부분은 다양한 모양을 하고 있기 때문에 각 몸의 부위에 맞는 움직임을 합리적으로 실현할 수 있다.

키워드

단관절
2개의 뼈로 이루어진 관절을 말한다. 지절간 관절, 견관절, 고관절 등이 있다.

복관절
3개 이상의 뼈로 이루어진 관절을 말한다. 주관절, 슬관절, 요골 수근 관절, 족관절 등이 있다.

메모

반월상 연골판, 관절원판을 가진 관절
반월상 연골판이 있는 관절은 슬관절, 관절원판을 가진 관절은 악관절, 흉쇄 관절, 견쇄 관절 등이 있다.

관절의 기본 구조

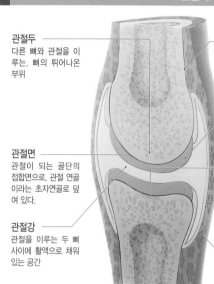

관절두
다른 뼈와 관절을 이루는, 뼈의 튀어나온 부위

골막
뼈의 표면을 덮는 결합 조직의 막

관절 연골
관절을 만드는 뼈를 얇게 싸고 있는 젤 타입의 연골. 접합 부분의 충격을 완화하고 뼈를 보호한다.

관절면
관절이 되는 골단의 접합면으로, 관절 연골이라는 초자연골로 덮여 있다.

관절와
관절의 오목한 부분

활막
관절낭의 안쪽을 덮는 결합 조직층

관절낭
골막에서 이어지는 결합 조직으로, 관절강을 완전히 감싸 긴장과 이완을 할 수 있다. 외층의 섬유막(섬유층)과 내층의 활막(활막층)으로 이루어져 있다.

관절강
관절을 이루는 두 뼈 사이에 활액으로 채워 있는 공간

섬유막
관절낭의 외층에 해당하며, 골막의 표층부에 이어져 있는 섬유층

관절의 종류

경첩 관절

경첩과 같은 구조로 되어 있어 한쪽 방향으로만 굴곡 운동을 하는 관절로, 가동 범위는 넓지만, 방향은 제한된다. 지절간 관절, 주관절, 거퇴 관절 등이 있다.

차축 관절

관절두는 원주상의 차바퀴와 같은 형태를 띠고 있고, 관절와는 차바퀴와 같은 회전 운동으로 움직이는 일축성 관절이다. 전완의 상·하요척 관절, 정중환축 관절 등이 있다.

타원 관절

관절두가 타원형으로 되어 있는 관절로, 연결 부분의 면적이 작다. 요골 수근 관절 등이 있다.

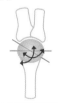

안 관절

관절두와 관절와가 말안장을 포개 놓은 것과 같이 생겨 전후좌우로 움직이는 이축성 관절이다. 흉쇄 관절, 모지 수근 중수 관절 등이 있다.

평면 관절

뼈의 연결 부분이 양쪽 모두 평면으로, 가동 범위는 좁지만 관절면이 넓어 연결의 강도가 높다. 추간 관절 등이 있다.

구 관절

관절두가 반구, 관절와가 사발 모양을 하고 있어 가동범위가 매우 넓은 다축성 관절이다. 고관절, 완요 관절 등이 있다.

인대의 기본

POINT
- 인대에는 운동을 제한하는 동시에 관절을 안정시키는 기능이 있다.
- 인대는 '관절 외 인대'와 '관절 내 인대'로 분류된다.

결합 조직으로서의 인대

인체를 지탱하는 조직은 크게 **연골 조직**, **뼈 조직**, **혈액·림프**, **결합 조직**으로 분류되는데, 인대는 이 중에서 결합 조직에 속하며 힘줄 등과 같은 그룹을 형성하고 있다. 주로 '콜라겐'이라고 불리는 단백질로 이루어져 있으며, 섬유가 조밀하게 배열되어 있어 결합 조직 중에서도 **섬유성 결합 조직**, 좀 더 자세하게 **밀성 결합 조직**으로 분류하기도 한다. 섬유 다발이 조밀하게 교직하는 진피와 근막 등을 **교직 밀성 결합 조직**이라고 하며, 섬유의 방향이 일정하다는 이유에서 **평행 밀성 결합 조직**이라고도 한다.

인대의 역할

인대에는 관절을 안정시키는 동시에 어떤 방향(이상한 방향)에 대해서는 운동을 제한하는 작용이 있다. 이 때문에 인대를 형성하는 섬유 다발은 가해진 힘에 충분히 견딜 수 있도록 강하고 튼튼하며, 탄성은 부족하지만 동시에 유연하게 구부릴 수 있는 성질을 지니고 있다. 일상적인 움직임에 따른 신장률이 4%를 넘는 일은 없고 6%를 넘으면 부분적으로 손상이 일어나며 8%를 넘으면 찢어져 버린다.

관절을 지탱하는 인대는 다양한 부위에 있지만, 이것들이 모두 같은 기능을 가지는 것이 아니라 기능에 따라 관절낭을 보강하기 위한 **보강 인대**, 관절 운동 방향을 확실히 하기 위한 **지지 인대**, 관절 운동을 억제하기 위한 **억제 인대** 등으로 나뉜다. 이와 같은 인대는 관절낭 밖에 있는 인대(**관절 외 인대**)이지만, 고관절의 대퇴골두 인대처럼 관절낭 안쪽에도 인대가 있다(**관절 내 인대**).

키워드

섬유성 결합 조직
인간을 비롯한 동물 조직의 하나로, 콜라겐 등의 단백질로 구성된 교원 섬유를 주성분으로 하고, 엘라스틴 등의 단백질로 구성된 탄성 섬유가 혼재되어 있다. 교원 섬유는 흰색, 탄성 섬유는 황색을 띠는 것이 특징이다.

메모

힘줄과 인대
힘줄도 인대도 조직적으로는 같은 그룹에 속하며, 신체의 결합에 관여한다는 점에서는 같지만, 기능적으로는 차이가 있다. 쉽게 말하면, 근육과 뼈를 붙들어 두고 근육의 출력을 뼈에 전달하는 역할을 하는 것이 힘줄, 뼈와 뼈를 연결하는 것이 인대이다. 힘줄 섬유의 주행 방향은 힘줄에 걸리는 힘과 평행으로 배열되어 있다.

인대의 구조

뼈와 근육만으로는 관절이 안정되지 않기 때문에 인대를 더 연결하여 전후좌우로 움직일 수 있게 되어 있다. 연골이나 반월상 연골판은 쿠션 역할을 한다.

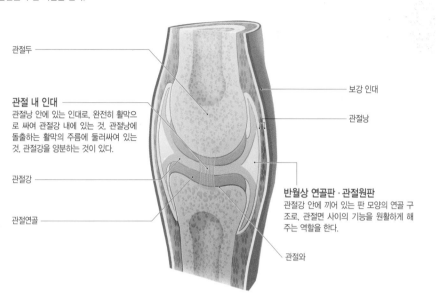

관절두

관절 내 인대
관절낭 안에 있는 인대로, 완전히 활막으로 싸여 관절강 내에 있는 것, 관절낭에 돌출하는 활막의 주름에 둘러싸여 있는 것, 관절강을 양분하는 것이 있다.

관절강

관절연골

보강 인대

관절낭

반월상 연골판 · 관절원판
관절강 안에 끼어 있는 판 모양의 연골 구조로, 관절면 사이의 기능을 원활하게 해주는 역할을 한다.

관절와

무릎 주변의 인대

무릎 주변의 인대는 뼈와 뼈를 연결하여 무릎을 안정시키면서 무릎의 움직임을 제어한다. 모두 4개가 있는데, 외측 측부 인대와 내측 측부 인대는 무릎의 바깥쪽과 안쪽에서 가로 방향의 안정을 유지한다. 전방 십자 인대와 후방 십자 인대는 무릎 관절 속에서 교차하면서 전후의 흔들림을 막는다.

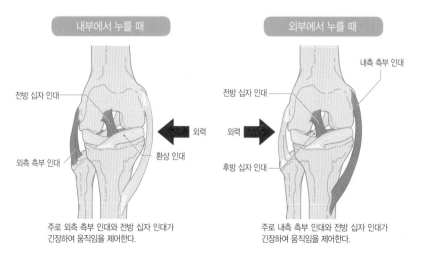

내부에서 누를 때

전방 십자 인대

외측 측부 인대

환상 인대

외력

주로 외측 측부 인대와 전방 십자 인대가
긴장하여 움직임을 제어한다.

외부에서 누를 때

내측 측부 인대

전방 십자 인대

외력

후방 십자 인대

주로 내측 측부 인대와 전방 십자 인대가
긴장하여 움직임을 제어한다.

신경의 기본

POINT
- 신경 조직은 신경계를 구성하는 조직으로, 신경 세포가 그 주체가 된다.
- 신경계는 '중추 신경계'와 '말초 신경계'로 구성된다.

신경 조직의 구조

신경계는 신경 조직으로 이루어져 있는 기관계를 통틀어 이르는 말이다. 인간을 비롯한 동물은 체내에서 각 기관과 개체의 행동을 통제한다. 기능상 **중추 신경계**와 **말초 신경계**로 나눌 수 있다. 이 중 중추 신경계는 전신경의 통합·지배 등 중추적 역할을 맡고 있는 부분으로, 뇌와 척수로 이루어져 있으며, 말초 신경이 받은 자극을 전달받아 음성이나 운동, 반사 등과 같은 명령을 내린다. 말초 신경계는 중추 신경계에서 나와 체표나 체내의 여러 기관에 분포하는 신경을 통틀어 이르는 말로, **뇌 신경**과 **척수 신경**으로 구성되어 있다.

자극 정보가 전달하는 구조

신경 조직은 신경계를 구성하는 기본 조직에서 자극을 전달하는 뉴런(신경 세포, 신경원)과 이를 지탱하는 신경 교세포로 이루어져 있다. 뉴런은 **세포체 수상 돌기**, **축삭 돌기**로 이루어져 있으며, 이들이 신경계를 구성하는 기본 단위다. 수상 돌기를 통해 뉴런이 받은 자극 정보는 양성의 전기 신호로서 다음 뉴런으로 전달된다.

뉴런의 말단 부분에 해당하는 수지상 돌기와 다음 뉴런의 축삭 돌기를 연결하는 것은 '시냅스'라고 불리는 접합부이다. 자극을 전달하는 뉴런의 말단(**시냅스 말단**)과 자극을 받은 측(**시냅스 후세포**)과의 사이에는 극간(**시냅스 간극**)이 있고, 자극 정보가 시냅스 말단까지 오면 여기서 신경 전달 물질이 방출된다. 이렇게 자극이 뉴런에서 뉴런으로 전해지는 구조를 **시냅스 전달**이라고 한다.

시험에 나오는 어구

수상 돌기
신경 자극을 중계하는 가느다란 세포질의 돌기로, 자극을 전달받아 전기 신호로 바꾼다.

축삭 돌기
뉴런의 구성 요소로 신경 세포에서 나온 긴 돌기를 말한다. 말단은 다음 신경 세포의 수상 돌기와 시냅스를 통해 접합한다. 축삭이 모여 구성된 것이 신경 섬유이다.

메모

뉴런의 돌기 개수
뉴런은 신경 세포체에서 나온 축삭의 수와 형태에 따라 단극성 뉴런, 쌍극성 뉴런, 위단극성 뉴런, 다극성 뉴런으로 나뉜다. 감각을 전달하는 것은 쌍극성 뉴런과 위단극성 뉴런, 운동 명령을 전달하는 것은 다극성 뉴런인 것이 많다.

신경 조직의 구조

신경 조직의 구조는 '중추 신경'과 '말초 신경'으로 구분할 수 있다.

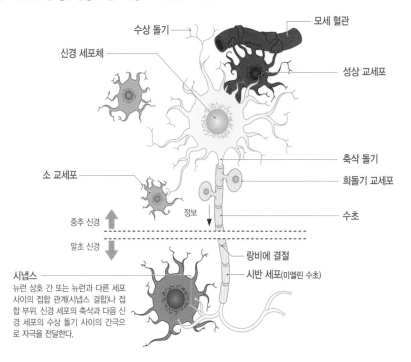

시냅스
뉴런 상호 간 또는 뉴런과 다른 세포 사이의 접합 관계(시냅스 결합)나 접합 부위. 신경 세포의 축삭과 다음 신경 세포의 수상 돌기 사이의 간극으로 자극을 전달한다.

뉴런(신경 세포)

뉴런은 신경계를 구성하는 기본 단위로, 시냅스에 의해 다른 뉴런과 연결해 자극을 전한다.

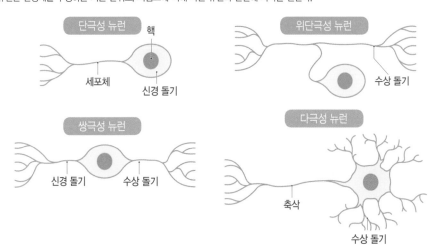

혈관의 기본

POINT

● 체내 각 부위에 혈액을 보내는 혈관은 동맥, 정맥, 모세 혈관으로 나뉜다.
● 혈액 순환은 폐순환과 체순환, 두 기능으로 구성되어 있다.

동맥 · 정맥 · 심장의 기능

혈액은 소장과 폐로 유입된 영양분이나 산소를 신체 구석구석까지 운반하는 주요 수송 수단이며, 그 통로가 **혈관**이다. 펌프 역할을 하는 심장에서 보내 온 혈액은 대동맥을 통해 각 조직의 모세 혈관으로 갈라진다. 여기서 산소나 영양분이 소비된 혈액(**정맥혈**)은 대정맥을 통해 심장으로 돌아온다. 이러한 혈액의 흐름을 **체순환**이라고 한다. 반면, 심장으로 돌아온 이산화탄소를 많이 함유한 혈액을 폐로 보내 산소 농도를 올리는 순환을 **폐순환**이라고 한다. 심장은 체순환과 폐순환이라는 2가지 순환을 동시에 한다.

정맥과 동맥은 내막, 중막, 외막의 3층 구조를 띠고 있는데, 정맥의 벽은 동맥보다 얇다. 이는 혈압 차이에 따른 것으로, 대정맥의 혈압은 매우 낮다. 이 상태의 혈압으로는 심장까지 환류하기 어렵기 때문에 흉강, 심방의 음압, 근 수축 등이 혈류를 돕는다.

모세 혈관의 기능

모세 혈관에는 동맥, 정맥의 말초가 잘게 갈라져 있는데, 그물 눈 모양으로 이어져 있다. 지름은 5~10μm밖에 되지 않아서 적혈구가 겨우 지나갈 정도이다. 주요 기능은 혈액 안의 영양소나 산소를 모세혈관벽을 통해 조직 내로 보내고, 조직 속의 노폐물을 받아들이는 일이다. 지구적 훈련으로 모세 혈관을 증가시키면 근육에 보내는 산소의 공급량이 늘어난다.

모세 혈관의 벽은 단층 구조로, 물질 교환이 활발한 영역에 다수의 구멍이 열려 있기 때문에 투과성이 높다.

키워드

혈압

넓은 의미로는 혈관벽이 받는 혈류의 압력이다. 임상에서 말하는 혈압은 혈액이 동맥혈관 안을 흐르고 있을 때 보여 주는 압력을 말한다. 혈압은 심장이 수축해 혈액을 내보냈을 때의 최대 혈압(수축기 혈압)과 이완했을 때의 최소 혈압(이완기 혈압)으로 나타낸다.

메모

혈액을 순환시키는 시스템

순환 기계는 체액을 순환시키는 시스템 전체를 가리키는 용어이다. 크게 혈관계와 림프계로 나뉘는데, 혈관계는 혈액을 순환시키는 것, 림프계는 지방 등 혈액으로 운반할 수 없는 영양소를 담당하는 것이다. 림프관을 통해 체내를 순환한다.

혈관벽의 구조

정맥과 동맥은 내막, 중막, 외막으로 구성되어 있다. 내막은 내피 세포와 소량의 결합 조직, 중막은 평활근과 탄성 섬유로 구성되어 있다. 정맥은 동맥보다 벽이 얇지만, 내막 여러 곳에 심장 밸브(정맥판)가 있어 혈액의 역류를 막는다.

혈액 순환은 폐순환과 체순환으로 나뉜다. 심장의 좌심실에서 온몸에 혈액을 내보내는 동맥의 본줄기는 대동맥, 정맥혈을 모아 우심방으로 이끄는 정맥의 본줄기는 대정맥이다. 심장은 폐순환과 체순환이 동시에 작용하도록 펌프 역할을 한다.

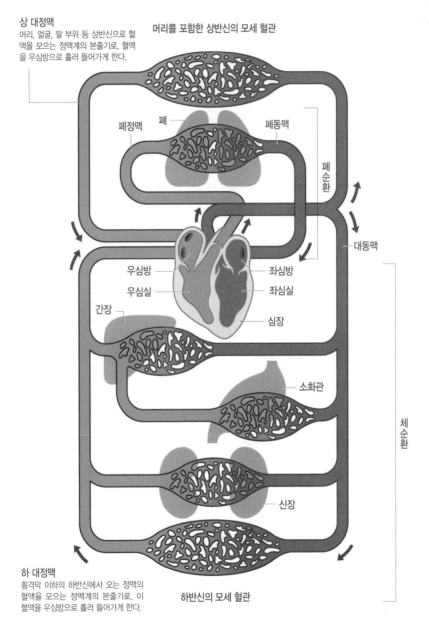

상 대정맥
머리, 얼굴, 팔 부위 등 상반신으로 혈액을 모으는 정맥계의 본줄기로, 혈액을 우심방으로 흘러 들어가게 한다.

머리를 포함한 상반신의 모세 혈관

폐정맥

폐

폐동맥

폐순환

대동맥

우심방

좌심방

우심실

좌심실

간장

심장

소화관

체순환

신장

하 대정맥
횡격막 이하의 하반신에서 오는 정맥의 혈액을 모으는 정맥계의 본줄기로, 이 혈액을 우심방으로 흘러 들어가게 한다.

하반신의 모세 혈관

자세

POINT

- 자세는 신체 각 부위의 위치 관계와 전신의 형태를 나타낼 때 사용되는 개념이다.
- 자세에는 '태도'와 '체위'라는 2가지 의미가 포함되어 있다.

태도와 체위

태도는 두부, 체간, 상지, 하지 등 신체 각 부위의 상대적인 위치 관계, 체위는 중력의 방향에 대한 위치 관계를 나타낸다.

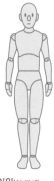

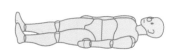

앙와위(바로 누운 자세)

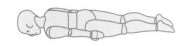

입위(선 자세)

복와위(엎드려 누운 자세)

기본적인 선 자세와 해부학적 기본 선 자세

해부학을 배우면서 신체의 상하, 좌우, 전후를 나타낼 때는 전완(아래팔) 부분에 주의해야 한다. 일반적으로 인체의 기본자세는 기본적인 선 자세를 의미하지만, 해부학에서는 아래팔을 회외로 하고 손바닥을 앞쪽으로 향한 상태를 의미한다.

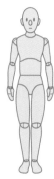

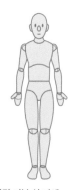

기본 선 자세
선 자세로 얼굴을 정면으로 향한 채 두 팔을 몸통 쪽으로 늘어뜨리고 아래팔 바깥쪽은 앞쪽, 손바닥은 몸통 쪽으로 향한다. 다리는 평행, 발가락은 앞쪽을 향한 직립 자세이다.

해부학적 기본 선 자세
기본적인 선 자세에서 아래팔을 바깥쪽으로 돌려서 손바닥이 앞쪽으로 향한 직립 자세이다.

체위의 종류

체위의 종류를 표현하기 위한 용어는 해부학과 운동학의 필요상 엄밀히 정의되고 있다.

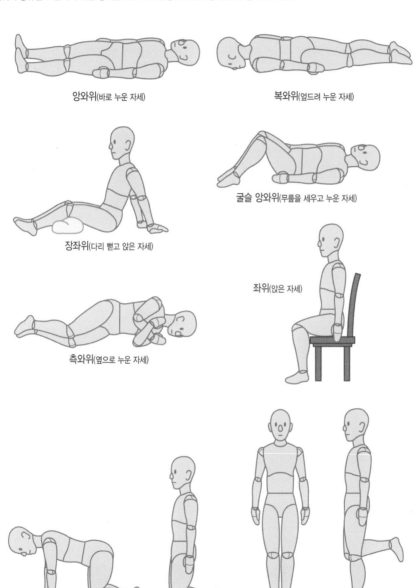

앙와위(바로 누운 자세)

복와위(엎드려 누운 자세)

굴슬 앙와위(무릎을 세우고 누운 자세)

장좌위(다리 뻗고 앉은 자세)

좌위(앉은 자세)

측와위(옆으로 누운 자세)

네 발로 기는 자세

무릎서기 자세

입위(선 자세)

한 발 서기 자세

운동을 나타내는 면과 축

- 해부학에서는 운동을 파악할 때 3면과 3축을 이용해 생각한다.
- 시상면은 신체를 좌우로 나누는 면으로, 수평면과 직교하는 종단면의 일종이다.

3가지의 운동면

시상면
신체의 중앙에서 좌우로 나누는 면을 말한다. 특히, 정중앙에 따라 신체를 좌우 대칭으로 등분하는 면을 '정중시상면'이라고 한다.

전액면
신체를 앞부분과 뒷부분으로 나누는 수직 평면을 말한다. 전두면 또는 두개골의 관절인 관상 봉합 방향으로 평행이라는 점에서 '관상면'이라고도 한다.

수평면
신체를 위아래로 나누는 면을 말한다. '횡단면'이라고도 한다.

3가지의 운동축

수직축
상하 방향의 축을 말한다. 이 축을 중심으로 회전하면 수평면의 운동이 생긴다.

시상-수평축
전후 방향의 축을 말한다. 이 축을 중심으로 회전하면 전액면의 운동이 생긴다.

전액-수평축
좌우 방향의 축을 말한다. 이 축을 중심으로 회전하면 시상면상의 운동이 생긴다.

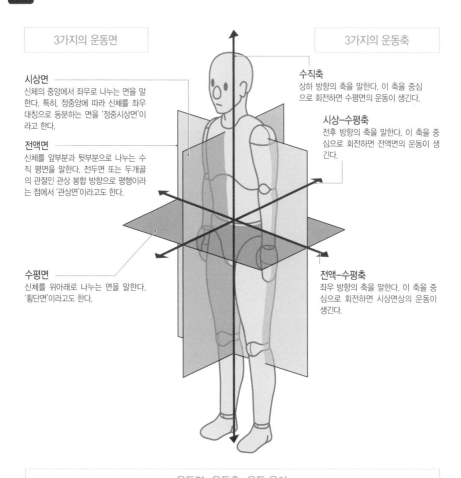

운동면 · 운동축 · 운동 용어

운동면	운동축	운동의 종류
전액면	시상-수평축	외전(벌림) · 내전(모음), 좌우측굴
시상면	전액-수평축	굴곡(굽힘) · 신전(폄), 배굴 · 장굴, 배굴 · 저굴
수평면	수직축	외선(바깥으로 회전) · 내선(안으로 회전), 좌우회선, (아래팔) 회외 · 회내

견갑대·상지의
촉진

견갑대의 뼈

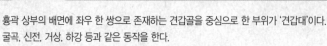

Shoulder girdle

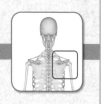

흉곽 상부의 배면에 좌우 한 쌍으로 존재하는 견갑골을 중심으로 한 부위가 '견갑대'이다.
굴곡, 신전, 거상, 하강 등과 같은 동작을 한다.

관련 있는 뼈

견갑골(어깨뼈), 쇄골

근육의 시작과 끝

시작 흉쇄 유돌근, 대흉근, 극상근, 극하근, 견갑 하근, 견갑 설골근, 광배근, 삼각근, 소원근, 상완 삼두근(장두), 상완 이두근(단두), 상완 이두근(장두), 오구 완근, 소원근, 대원근

끝 견갑거근, 소흉근, 소능형근, 전거근, 승모근, 대능형근

오른쪽 후면

견봉각
어깨뼈 외측연(外側緣)의 모퉁이를 말한다. 어깨 봉우리 아래에 있다.

극상와

견갑극
배측면에서 극상와와 극하와를 차단하듯이 옆으로 길게 뻗은 돌기를 말한다. 삼각근이 시작되고 승모근이 끝난다.

견갑골
제2~8늑골 높이의 배측에 좌우 한 쌍으로 존재하는 역삼각형의 편평한 뼈를 말한다. 쇄골과 함께 상지와 체간을 연결한다.

견갑골 외측연
어깨의 바깥 가장자리를 말한다. 소원근, 대원근이 시작된다.

견갑골 내측연
척주측 가장자리를 말한다. 대능형근, 소능형근, 견갑거근, 전거근이 끝난다.

쇄골 외측단
쇄골의 바깥쪽 끝부분을 말한다. 쇄골 중앙 부분보다 다소 편평하다. 바깥쪽 3분의 1에서 삼각근의 앞부분이 시작되고, 승모근이 끝난다.

극하와

오른쪽 늑골 면

견갑골 하각
견갑골의 가장 하단을 말한다. 광배근이 시작된다.

상연

쇄골 내측단
쇄골의 안쪽에서 삼각형 모양으로 부풀어 있는 끝부분을 말한다. 쇄골 안쪽의 3분의 1에서 흉쇄 유돌근, 안쪽 2분의 1에서 대흉근(큰가슴근)이 시작된다.

견갑골 상각
견갑골 위쪽 모퉁이로 상연(上緣. 위쪽 끝)과 내측연의 교접 부분을 말한다. 견갑거근이 끝난다.

관절와

특징

후방에서 늑골을 덮는 역삼각형 모양의 큰 뼈를 말한다. 상배부에 좌우 한 쌍이 있다. 상지와 체간을 연결하여 상지의 운동을 보강한다.

견봉
견갑극에서 바깥으로 뻗은 부분의 돌기를 말한다. 쇄골의 견봉단과 연결되어 견쇄 관절을 구성한다. 삼각근이 시작되고 승모근이 끝난다.

오구 돌기
관절와 위쪽에서부터 앞쪽으로 갈고리 모양으로 돌출된 부분으로 돌기 끝에서는 오구 완근, 상완 이두근(단두)이 시작된다.

견갑골 상각의 촉진 순서

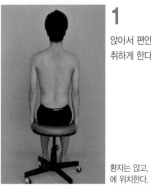

1

앉아서 편안한 자세를 취하게 한다.

환자는 앉고, 촉진자는 등 뒤에 위치한다.

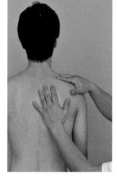

2

상각(上角)의 위치를 확인한다.

내측연을 머리 쪽으로 향해 가면서 상각을 확인한다. 상각은 제2늑골의 높이에 있다.

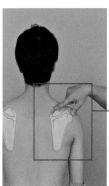

3

손가락 끝으로 상각을 만져본다.

힘을 빼게 하고 어깨를 움츠리도록 하면서 앞으로 기울이게 하면 상각을 쉽게 만질 수 있다.

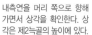
확대한 모습

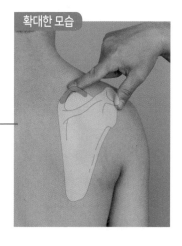

견갑골 하각의 촉진 순서

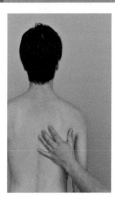

1

견갑골 아래의 삼각 부분에 손을 댄다.

내측연과 외측연으로 형성되는 견갑골 최하부의 삼각형이 견갑골 하각이다.

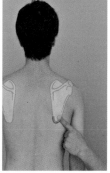

2

손가락 끝을 하각(下角)에 댄다.

견갑골 하각의 위치는 제7늑골의 높이가 기준이 된다.

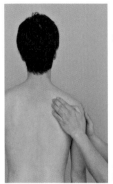

1

내측연의 위치를 확인한다.

상각에서 아래쪽으로 내려가
면서 만져본다.

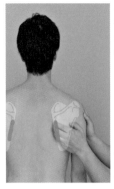

2

내측연을 전체적으로
만져본다.

기본자세에서 견갑골 내측
연은 척주와 평행이다. 성인
남자의 경우, 극돌기에서 약
7.5cm 거리에 위치한다.

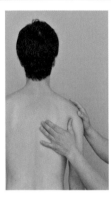

1

외측연의 외상방을 만져
본다.

엄지손가락으로 외측연의 위
쪽을 하각 방향을 향해 만져
본다. 촉진하는 손과 반대쪽
손을 어깨에 대서 기본자세
를 유지한다.

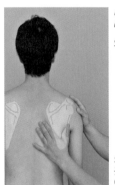

2

외측연의 아래를 만져본다.

외측연의 아래쪽으로 내려간
곳을 말한다. 외측연은 상연
이나 내측연에 비해 두껍다.

1 내측연을 바깥으로 향해 만져본다.

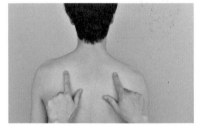

배측면에서 극상와와 극하와를 양분하듯이 가로 방향으로 뻗
어 있는 막대 모양의 골돌기가 견갑극이다.

2 견갑극을 바깥으로 끝까지 짚어 나간다.

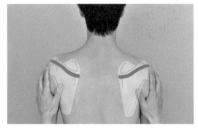

견갑극은 바깥으로 갈수록 돌기가 많아진다. 바깥으로 끝까
지 간 곳에 있는 것이 견봉이다.

견봉의 촉진 순서

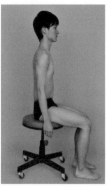

1 앉아서 편안한 자세를 취하게 한다.

환자는 의자에 앉고 촉진자는 배후나 약간 측면에 위치한다.

2 견봉각에서 견봉 쪽으로 짚어 나간다.

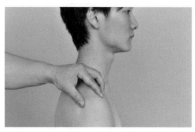

견봉은 왼손 엄지손가락으로 만져보고 있는 견봉각을 앞으로 향하게 한 곳이나 약간 넓은 곳에 있다.

3 견봉의 위치를 확인한다.

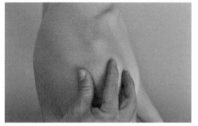

사진에서는 오른손 검지손가락으로 견봉을 만져보고 있다.

확대한 모습

견봉각의 촉진 순서

1 견갑극을 바깥으로 짚어 나간다.

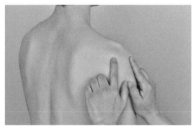

견갑극 바깥을 만지다 보면 갑자기 각도가 전방으로 바뀌는 부분에 견봉각이 있다. 사진에서는 견갑극과 견봉을 확인하고 있다.

2 견봉각의 앞쪽에서 촉진한다.

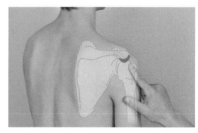

사진에서는 견봉각의 앞쪽을 오른쪽 손가락으로 만져보고 있다.

1 쇄골의 바깥쪽 돌기를 확인한다.

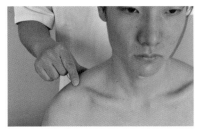

쇄골의 바깥쪽 3분의 1과 중간 3분의 1 경계에서 아래쪽으로 2cm 위치에 있는 돌기를 확인한다.

2 오구 돌기의 내측연을 짚어 나간다.

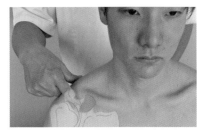

오구 돌기의 바깥쪽에서 안쪽 심부에 걸쳐 오구 완근, 상완이두근(단두)이 시작되고, 소흉근이 끝난다.

1 좌우 쇄골을 만져본다.

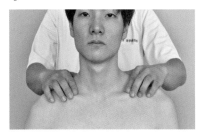

쇄골을 만져보면서 안으로 짚어 나간다.

2 안쪽의 선단 부분을 만져본다.

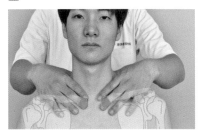

안쪽 3분의 2가 앞쪽으로 볼록 튀어나와 있는 것을 확인할 수 있다.

1 쇄골의 위아래를 손으로 끼우듯이 만져본다.

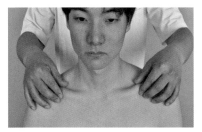

쇄골을 만져보면서 바깥으로 짚어 나간다.

2 바깥쪽 끝부분을 만져본다.

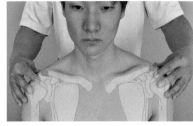

바깥쪽 3분의 1이 앞쪽으로 오목하게 되어 있는 것을 확인할 수 있다.

Athletics Column

견갑골의 가동범위

견갑골의 움직임 중 기본자세에서 어깨를 낮춘 상태가 **하강**, 어깨를 올린 상태가 **거상**이다. 거상(올림)은 무거운 물건을 들 때 쓰는 동작이다.

어깨를 앞으로 움츠리듯 하는 움직임이 **굴곡**(외전), 뒤쪽으로 양쪽 견갑골을 좁히는 움직임이 **신전**(내전)이다. 둘 다 양쪽 견봉을 연결하는 선이 **기본 축**, 두정과 견봉을 연결하는 선이 **이동 축**이다.

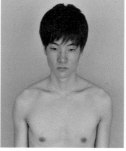

1 하강
올린 어깨를 내리는 움직임. 가동범위는 10도 정도이다.

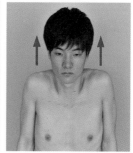

2 거상
어깨를 올린다. 가동범위는 20도 정도이다.

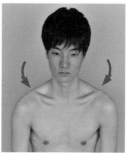

3 굴곡
어깨를 움츠린다. 가동범위는 20도 정도이다.

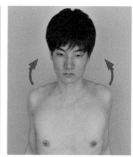

4 신전
가슴을 편다. 가동범위는 20도 정도이다.

---

column 견관절 탈구

견관절의 견갑골 관절와는 천와(淺窩, 얕은 와)로 분류되는데, 이곳에 커다란 상완골두가 접하는 형태로 되어 있다. 이 때문에 가동범위가 넓지만, 탈구되기 쉬운 결점이 있다.

탈구는 앞쪽, 뒤쪽, 아래쪽 등 다양한 방향에 외력이 가해지면서 어긋나 일어나는데, 이 중 가장 많은 것이 앞쪽으로 탈구되는 일이다. 그 이유는 구조상 상완골두가 앞쪽으로 이동하기 쉽기 때문이다.

탈구의 주요 증상으로는 관절통, 가동범위의 제한 등이 있다. 젊은 사람의 경우, 탈구되면 관절와와 상완골(위팔뼈)이 부딪치면서 관절와순(관절 테두리)과 상완골이 손상되는 일이 많다. 고령자는 건(tendon)이 변성되어 있어 가장 먼저 건이 파열한다. 관절와순 손상이 보이지 않기 때문에 젊은 사람일수록 탈구가 만성화되지 않는 특징이 있다.

어깨 관절(견관절)

Shoulder joint

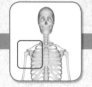

좁은 의미의 어깨 관절(견관절)은 견갑골과 상완골이 만드는 견갑상완 관절(제1견관절)이고, 넓은 의미는 제1견관절, 제2견관절, 견쇄 관절, 흉쇄 관절, 견갑 흉곽 관절이다.

관련 있는 뼈

쇄골, 상완골, 견갑골

근접하는 주요 근육 · 인대

근육 승모근 상부섬유, 승모근 중부섬유, 승모근 하부섬유, 삼각근, 견갑거근, 소능형근, 대능형근, 전거근

인대 견쇄 인대, 오구쇄골 인대, 오구견갑 인대, 상관절 상완 인대, 중관절 상완 인대, 하관절 상완 인대

오른쪽 앞면

견봉하 관절
견갑골의 견봉과 상완골의 골두 사이에 있는 견봉하활액낭을 가리키며, '제2견관절'이라고도 한다. 팔을 들 때 활액낭이 상완골두와 견봉 사이에 흘러들어와 쿠션 역할을 한다.

견관절(견갑상완 관절)
상완골두와 견갑골 관절와가 연결되어 관절을 구성한다.

견갑 흉곽 관절
견갑골 앞면이 흉곽의 외측 배면과 연동하는 부분을 말한다. 흉곽과는 인대나 관절낭으로 연결되어 있지 않으므로 (근육이나 쇄골로 연결) 활막 관절이 아니다.

흉쇄 관절
쇄골 절흔과 흉골단 연결로 만들어지는 관절을 말한다. 견쇄 관절과 함께 상지와 체간을 연결하는 관절로, 운동은 구관절(절구 관절)에 가까워 상하 전후로 움직인다.

견쇄 관절
쇄골 외측단과 견갑골이 연결되어 관절을 구성한다.

경절흔

흉골병

쇄골

오구 돌기

상완골두

관절와

견갑골

상완골

늑골

흉골

특징

넓은 의미의 견관절은 견갑상완 관절, 견봉하관절(제2견관절), 흉쇄 관절, 견쇄 관절, 견갑흉곽 관절이 복합적으로 움직이면서 어깨가 부드럽게 움직인다. 그 중심을 담당하는 것이 좁은 의미의 견관절이다(견갑상완 관절).

흉쇄 관절의 촉진 순서

1 쇄골의 위치를 확인한다.

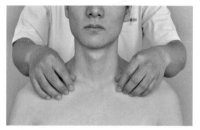

환자를 앉게 하고 배후에서 좌우 쇄골을 만져 위치를 확인한다.

2 쇄골을 짚어 나가면서 흉쇄 관절을 만져본다.

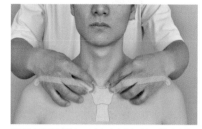

쇄골을 안쪽(흉골측)으로 짚어 나가면서 쇄골 내측단과 흉골단의 연결인 흉쇄 관절을 만져본다. 흉쇄 관절은 견쇄 관절과 함께 체간과 상지를 연결하는 관절이다.

견쇄 관절의 촉진 순서

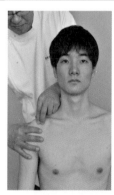

1

쇄골과 견봉의 위치를 확인한다.

견봉의 위치를 확인하는 동시에 쇄골을 바깥쪽(쇄골 연위단 방향)으로 짚어 나간다.

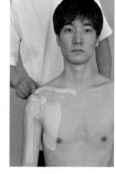

2

쇄골의 견봉단과 견봉의 연결 부분을 만져본다.

검지손가락으로 만져보고 있는 부분이 쇄골의 견봉단과 견봉의 연결 부분인 견쇄 관절이다. 쇄골의 견봉단은 견봉보다 높이 돌출된 경우가 많다.

다른 각도에서 본 모습

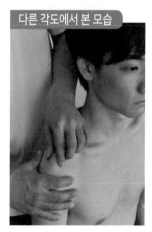

다른 각도에서 본 모습

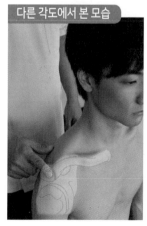

견쇄 관절을 다른 각도로 본 모습이다. 견갑골을 하강시키면 쉽게 만질 수 있지만, 견쇄 관절의 가동범위는 좁다.

41

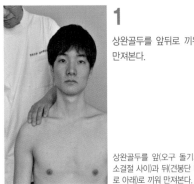

1

상완골두를 앞뒤로 끼워
만져본다.

상완골두를 앞(오구 돌기와
소결절 사이)과 뒤(견봉단 바
로 아래)로 끼워 만져본다.

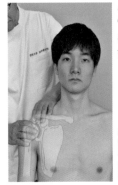

2

견관절의 움직임을 확인
한다.

쇄골과 견갑골을 앞뒤에서
받쳐 주면서 상완골두를 움
직여 굴곡 · 신전, 외전 · 내
전, 외회전 · 내회전 등의 움
직임을 확인한다.

🏃 Athletics Column

견관절의 가동범위 – 1

좁은 의미의 견관절(견갑상완 관절)은 구관절(球關節, 한 쪽 관절면은 절구 같고 다른 쪽은 공과 같아 절구 속에서 공이 움직이듯이 모든 종류의 운동이 일어나는 관절)로, 결합이 헐거운 것이 특징이다. 따라서 굴곡 · 신전, 외전 · 내전, 외회전 · 내회전 등 여러 방향으로 넓은 가동범위를 가지고 있다(다축성 관절). 반면, 탈구되기 쉽다는 단점도 있다.

앙와위

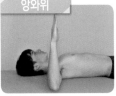

1 기본자세
팔꿈치를 90도로 구부린다.

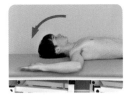

2 외회전
상완을 회전축으로 해서 어깨를 바깥
으로 돌린다.

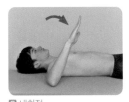

3 내회전
상완을 회전축으로 해서 어깨를 안쪽
으로 돌린다.

좌위(측면)

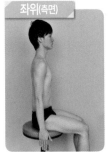

1 기본자세
팔을 수직으로 내린다.

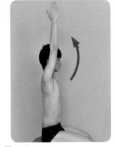

2 굴곡
팔을 수직으로 올린다.

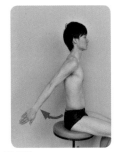

3 신전
수직으로 내린 팔을 바로 뒤쪽으로
올린다.

견관절의 가동범위 – 2

좌위(앞에서 본 내회전과 외회전)

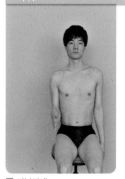

1 기본자세

팔꿈치를 90도로 굽힌다.

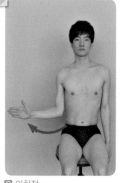

2 외회전

팔꿈치의 각도를 90도로 유지한 채 팔을 바깥으로 돌린다.

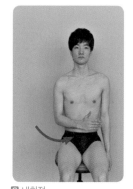

3 내회전

팔꿈치의 각도를 90도로 유지한 채 팔을 안으로 돌린다.

좌위(수평 내회전과 외회전)

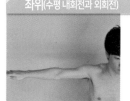

1 기본자세

팔을 몸통 옆으로 수평으로 올린다.

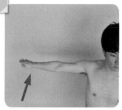

2 수평 외전

수평면에서 팔을 뒤쪽으로 돌린다.

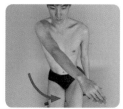

3 수평 내전

수평면에서 팔을 앞쪽으로 돌린다.

좌위(배면)

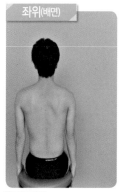

1 기본자세

의자에 앉은 기본자세를 등 뒤에서 본 모습

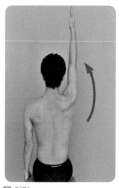

2 외전

의자에 앉은 자세의 외전을 등 뒤에서 본 모습

견갑대의 인대

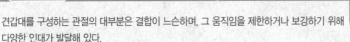

Sholder ligament

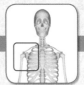

견갑대를 구성하는 관절의 대부분은 결합이 느슨하며, 그 움직임을 제한하거나 보강하기 위해 다양한 인대가 발달해 있다.

관련 있는 뼈

쇄골, 견갑골, 상완골, 흉골

근접하는 주요 근육

근육 승모근 상부 섬유, 승모근 중부 섬유, 승모근 하부 섬유, 삼각근, 견갑거근, 소능형근, 대능형근, 전거근

오른쪽 앞면

오구쇄골 인대

원추 인대
오구쇄골 인대 중 내측부에 있는 인대를 말한다. 오구 돌기의 기부에서 부채꼴로 퍼져 쇄골 뒷면의 원추 인대 결절에 이른다. 견갑골이 뒤쪽으로 지나치게 움직이는 것을 제한한다.

능형 인대
오구쇄골 인대 중 전외측부에 있는 인대를 말한다. 오구 돌기의 상내측연에서 쇄골 아랫면의 능형 인대에 이른다. 견쇄 관절의 탈구를 막고 견갑골의 지나친 움직임을 제한한다.

쇄골 간 인대
양쪽 쇄골을 연결하는 인대를 말한다. 양 쇄골의 흉골단에서 결합하여 쇄골의 견봉단이 내려갈 때 흉골단이 거상(올림)하는 움직임을 제한한다.

전흉쇄 인대
흉쇄 인대는 쇄골의 흉골단에서 흉골의 쇄골 절흔에 걸친 관절낭을 보강한다. 앞면과 뒷면에 있으며, 전흉쇄 인대는 후흉쇄 인대보다 강하다.

늑쇄 인대
쇄골 아랫면의 늑쇄인대 압흔과 제1늑연골 내측단의 윗면 사이에 뻗어 있는 강한 인대를 말한다. 내측부는 관절낭에 접하고 관절낭 바깥쪽 하부의 보강과 쇄골의 거상을 억제하는 역할을 한다.

견쇄 인대
쇄골의 견봉단에서 견봉의 인접부에 걸쳐 뻗어 있고 견쇄 관절낭의 윗면을 보강한다.

오구견봉 인대
오구 돌기 뒷면에서 견봉 끝에 걸쳐 뻗어 있는 인대를 말한다. 삼각형 인대로 상완골의 지나친 굴곡을 막는다.

오구상완 인대
오구 돌기 끝에서 상완골 대결절에 걸쳐 뻗어 있는 인대를 말한다.

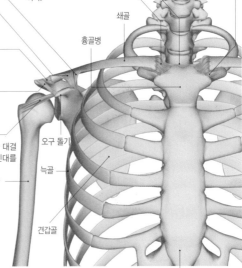

쇄골

흉골병

오구 돌기

상완골

늑골

견갑골

흉골

특징
오구쇄골 인대는 구조적으로 안정성이 낮아 탈구를 일으키기 쉬운 견쇄 관절을 보강하는 강한 인대이다.

쇄골 간 인대의 촉진 순서

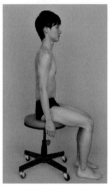

1

앉아서 편안한 자세를
취하게 한다.

환자가 앉은 자세에서 촉진
자가 배후에서 앞쪽을 들여
다보듯이 촉진한다.

2 양 쇄골을 흉골단 쪽으로 짚어 나간다.

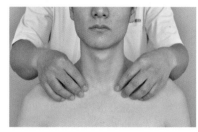

쇄골 간 인대는 양 쇄골 사이의 한가운데에 위치하므로 처음
에 쇄골의 위치를 확인하고, 좌우 손으로 양쪽에서 흉골 방향
으로 짚어 나간다.

3 양 쇄골 사이를 배측 미측으로 누른다.

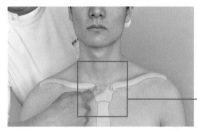

양 쇄골 사이를 배측 미측으로 눌러 탄성 있는 인대를 만져본다.

확대한 모습

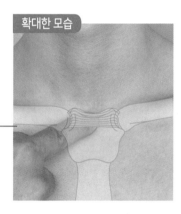

---

column 견갑상완 리듬

상지를 올리는 동작을 하는 것은 견갑상완 관절의 외전과 견갑흉곽 관절
의 상방 회선이다. 이들 두 관절의 움직임은 서로 영향을 주어 전자의 움직임
이 두 번 이뤄지는 동안 후자의 움직임은 한 번이다. 운동학적인 리듬이 항상
2대 1의 비율로 일정하다.

예를 들어 최대 거상에 해당하는 180 외전 운동은 견갑상완 관절의 외
전 120도와 견갑흉곽 관절의 상향 회전 60도의 합이다. 이를 '견갑상완 리듬
(Scapulo–humeral rhythm)'이라고 한다.

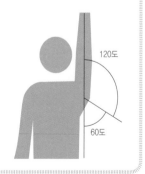

전흉쇄 인대의 촉진 순서

1 쇄골을 흉골단 쪽으로 짚어 나간다.

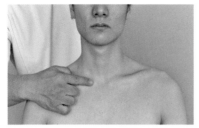

전흉쇄 인대는 쇄골의 흉골단 상복 측부에서 비스듬히 하내
측을 지나 흉골병의 앞부분에 이르는 곳에 있다.

2 흉쇄 관절의 위치를 확인한다.

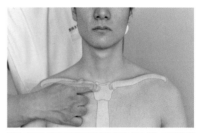

흉쇄 관절의 위치를 확인한 후 앞부분을 덮고 있는 전흉쇄 인
대를 만져본다.

오구쇄골 인대의 촉진 순서

1 오구 돌기와 쇄골을 확인한다.

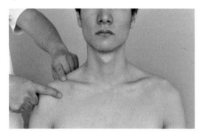

오구쇄골 인대는 복부에서는 쇄골하근과 삼각근, 등에서는
승모근과 접해 있다.

2 소흉근 안쪽 인대를 만져본다.

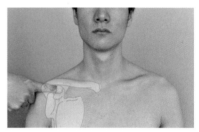

오구 돌기의 안쪽 등을 손가락으로 만져보고, 그 손가락을 쇄
골을 향해 움직여가면 상완 이두근 단두, 오구 완근, 소흉근
의 안쪽에 있는 인대를 확인할 수 있다.

오구견봉 인대의 촉진 순서

1 오구 돌기와 견봉 전연 사이를 살핀다.

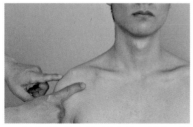

오구 돌기와 견봉 전연 사이를 짚어 나가다 보면 움푹 들어간
곳에 만져진다.

2 움푹 들어간 심부를 손가락으로 누른다.

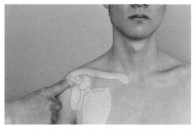

오구 돌기와 견봉 사이를 지나는 삼각형 인대를 확인할 수 있
다. 위쪽은 쇄골과 삼각근의 아랫면, 아래쪽은 관절낭을 끼고
극상근건과 접해 있다.

견쇄 인대의 촉진 순서

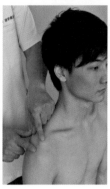

1

견봉과 쇄골을 확인한다.

견쇄 인대는 견쇄 관절의 관절낭 윗면을 보강하고 있으므로 처음에 견쇄 관절의 연결부분인 견봉과 쇄골의 견봉단을 짚어 나간다.

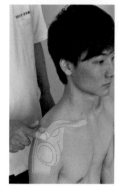

2

견쇄 관절을 가로지르듯이 짚어 나간다.

견쇄 관절을 뒤에서 앞을 향해 가로지르듯이 촉진하면 전후의 경계를 확인할 수 있다.

---

column 견관절의 안정화 기구

견관절은 큰 움직임을 가능하게 하지만, 불안정하게 연결되어 있어 탈구되기 쉽고, 한 번 탈구되면 반복되기 쉽다는 단점이 있다. 따라서 견관절은 '정적 안정화 기구'와 '동적 안정화 기구'라는 2가지 기구에 의해 안정화를 도모하는 구조로 되어 있다.

정적 안정화 기구

정적 안정화 기구는 관절낭(인대), 관절와순, 관절와의 경사, 관절강의 내압을 올릴 수 있다. 예를 들면, 상관절 상완인대는 골두의 하방 전위, 중관절 상완인대는 골두의 전방 전위, 하관절 상완인대 복합체는 외전·외회전, 굴곡·내회전 등을 각각 제동한다. 또한 관절와 주위를 수레바퀴 모양으로 둘러싼 섬유 연골성 관절와순은 관절와의 패인 부분을 깊게 함으로써 안정에 기여한다. 견갑골 관절와의 경사는 인대와 공동으로 골두의 하방 변위를 제동하고 있다. 이처럼 자율적으로 움직이지 않는 골두를 일정한 방향으로 제동하는 역할을 담당하는 것이 '정적 안정화 기구'이다.

동적 안정화 기구

동적 안정화 기구는 회전근개, 그 외 다른 근육 등 견갑상완 관절에 작용하는 근육군의 수축을 말한다. 삼각근, 상완 이두근(장두), 회전근개를 구성하는 극상근, 극하근, 견갑 하근, 소원근 등이 수축함으로써 관절와에 대해 골두를 일정한 방향으로 제동하는 역할을 한다. 특히, 삼각근은 막강한 근육이어서 각 방향의 움직임을 안정시키는 데 기여한다.

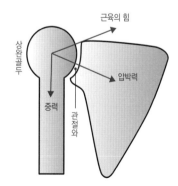

상완골(위팔뼈)

Humerus bone

좌우 상완에 하나씩 있어 상완 구조를 지탱한다. 근위단은 상완 골두라는 반구 모양의 구조이며, 원위단에는 상완골 활차(도르레)와 상완골 소두가 있다.

관련 있는 뼈

견갑골, 척골, 요골

근육의 시작과 끝

시작 원회내근(상완두), 상완근, 상완 삼두근(외측두), 상완 삼두근(내측두), 천지 굴근, 척측 수근 굴근, 척측 수근 신근, 총지신근, 소지신근, 주근, 장요측 수근 신근, 단요측 수근 신근, 완요 골근, 회외근, 요측 수근 신근, 장장근

끝 오구 완근, 극하근, 극상근, 견갑 하근, 소원근, 광배근, 삼각근, 대원근, 대흉근

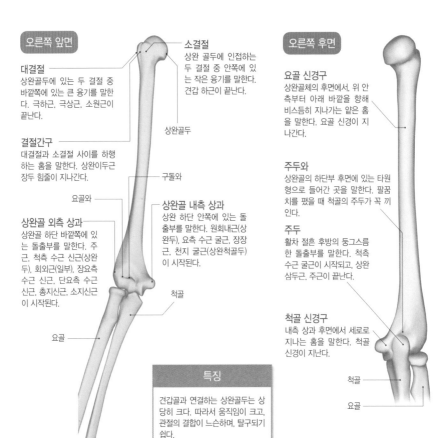

오른쪽 앞면

대결절
상완골두에 있는 두 결절 중 바깥쪽에 있는 큰 융기를 말한다. 극하근, 극상근, 소원근이 끝난다.

결절간구
대결절과 소결절 사이를 하행하는 홈을 말한다. 상완이두근 장두 힘줄이 지나간다.

요골와

상완골 외측 상과
상완골 하단 바깥쪽에 있는 돌출부를 말한다. 주근, 척측 수근 신근(상완두), 회외근(일부), 장요측 수근 신근, 단요측 수근 신근, 총지신근, 소지신근이 시작된다.

요골

소결절
상완 골두에 인접하는 두 결절 중 안쪽에 있는 작은 융기를 말한다. 견갑 하근이 끝난다.

상완골두

구돌와

상완골 내측 상과
상완 하단 안쪽에 있는 돌출부를 말한다. 원회내근(상완두), 요측 수근 굴근, 장장근, 천지 굴근(상완척골두)이 시작된다.

척골

오른쪽 후면

요골 신경구
상완골체의 후면에서, 위 안측부터 아래 바깥을 향해 비스듬히 지나가는 얕은 홈을 말한다. 요골 신경이 지나간다.

주두와
상완골의 하단부 후면에 있는 타원형으로 들어간 곳을 말한다. 팔꿈치를 폈을 때 척골의 주두가 꼭 끼인다.

주두
활차 절흔 후방의 둥그스름한 돌출부를 말한다. 척측 수근 굴근이 시작되고, 상완 삼두근, 주근이 끝난다.

척골 신경구
내측 상과 후면에서 세로로 지나는 홈을 말한다. 척골 신경이 지난다.

척골

요골

특징

견갑골과 연결하는 상완골두는 상당히 크다. 따라서 움직임이 크고, 관절의 결합이 느슨하며, 탈구되기 쉽다.

1

상완골두의 융기한 부분
을 살핀다.

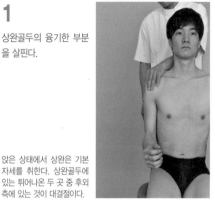

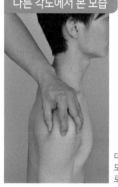

다른 각도에서 본 모습

앉은 상태에서 상완은 기본
자세를 취한다. 상완골두에
있는 튀어나온 두 곳 중 후외
측에 있는 것이 대결절이다.

대결절의 촉진을 옆에서 본
모습. 사진에서 검지손가락으
로 짚은 부분이 대결절이다.

2

견관절을 안으로 돌린다.

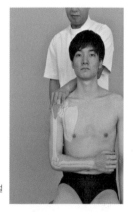

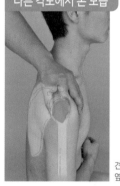

다른 각도에서 본 모습

견관절을 내회전하면 대결절
이 앞쪽에 위치하게 된다.

견관절을 내회전시킨 상태를
옆에서 본 모습

1

상완골두의 상단 안쪽을
만져본다.

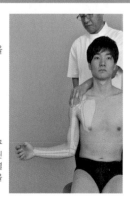

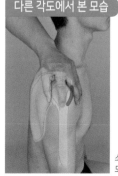

다른 각도에서 본 모습

사진은 팔꿈치를 90도로 구
부려 견관절을 밖으로 돌린
상태이다. 이렇게 하면 소결
절이 앞쪽에 위치하는 것을
확인할 수 있다.

소결절의 촉진을 옆에서 본
모습

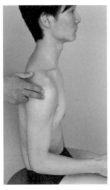

1

대결절과 소결절 사이 움푹 들어간 곳을 만져본다.

대결절과 소결절 융기 사이에 있는 움푹 들어간 곳이 결절간구이다. 촉진자는 배후에 서서 측면부터 촉진한다.

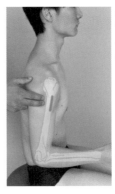

2

위에서 아래로 짚어 움푹 들어간 곳을 확인한다.

결절간구를 위에서 아래로 만져보면 상완 이두근의 장두건이 지나가는 것을 확인할 수 있다.

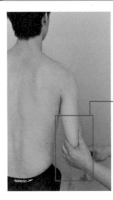

1

앉아서 긴장을 풀고 편안한 자세를 취하게 한다.

환자는 앉고 촉진자는 등 뒤에서 촉진한다. 팔꿈치가 잘 보이도록 촉진자도 쪼그리고 앉아 촉진하는 것이 좋다.

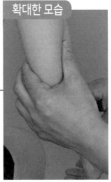

확대한 모습

2

상완골을 위에서 아래로 짚어 나간다.

상완골 외측 상과는 상완골의 하단 바깥쪽에 있어 처음에 상완골을 위에서 하단 쪽으로 만져 나간다.

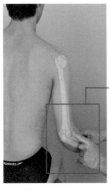

3

상완골 하단 바깥쪽 돌출 부분을 확인한다.

전후에 납작하고 바깥으로 돌출된 뼈의 일부(상과)가 상완골 외측 상과이다. 주관절을 피동적으로 굽혔다 폈다 하더라도 짚은 부분이 움직이지 않는 것이 기준이다.

- **피동**: 어떤 동작이 목적하는 대상이나 처분하는 대상을 필요로 하는 일

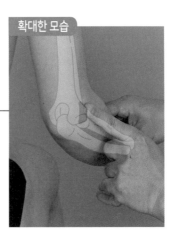

확대한 모습

상완골 내측 상과의 촉진 순서

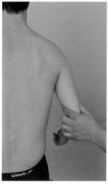

1

상완골을 위에서 아래로 짚어 나간다.

상완골 하단 안쪽에서 돌출된 뼈의 일부분에 손끝이 닿도록 위에서 아래로 짚어 나간다.

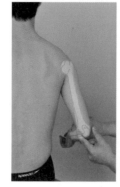

2

상완골 하단 안쪽의 돌출 부분을 확인한다.

검지손가락으로 만져보고 있는 부분이 상완골 내측 상과이다. 전후에 납작하고 넓은 형상을 하고 있으며, 외측 상과보다 크다.

주두의 촉진 순서

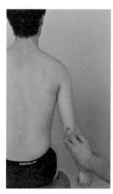

1

주관절 배측의 척골을 짚어 나간다.

주관절(肘関節, 팔꿈치 관절)은 구부린다. 이 상태에서 척골을 배면부터 주관절 방향으로 짚어 나간다.

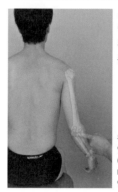

2

척골의 가장 돌출된 부분을 확인한다.

척골 뒷부분의 가장 돌출해 있는 곳이 주두(팔꿈치 머리)이다. 팔꿈치를 구부렸다 폈다 하면서 주두의 이동을 확인할 수 있다.

---

column 상과 선 · 상과 삼각

외측 상과와 내측 상과를 연결하는 선을 '상과 선(Huter Line)'이라고 한다. 외측 상과, 내측 상과, 주두로 형성되는 이등변 삼각형을 '상과 삼각'이라고 한다.

상과 선과 상과 삼각은 주관절의 손상을 진단할 때 중요한 촉진 항목이다.

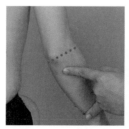
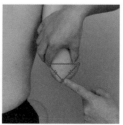

상과 선이 직선이 아닐 때나 상과 삼각의 이등변 삼각형이 일그러져 있을 때는 탈구 또는 골절을 의심해 볼 수 있다.

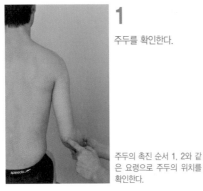

1

주두를 확인한다.

주두의 촉진 순서 1, 2와 같은 요령으로 주두의 위치를 확인한다.

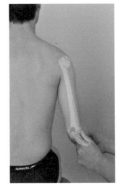

2

주관절을 천천히 굴곡시킨다.

주관절 신전 상태에서 주두에 손가락을 대고 그대로 주두를 천천히 굴곡시키면 상완골의 후방에 있는 주두 가까이에 삼각으로 우묵한 곳(주두와)을 확인할 수 있다.

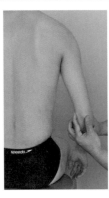

1

상완골의 주두와 내측 상과를 확인한다.

상완골 하단에 제각기 돌출된 주두와 내측 상과에 접해 있는 위치를 확인한다.

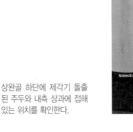

2

내측 상과와 주두 사이에 움푹 들어간 곳을 만져본다.

내측 상과 후방과 주두 내측 연과의 사이에 있는 오목한 곳이 척골 신경구이다. 척골 신경이 지나간다.

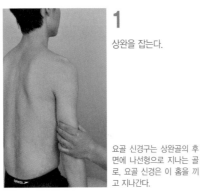

1

상완을 잡는다.

요골 신경구는 상완골의 후면에 나선형으로 지나는 골로, 요골 신경은 이 홈을 끼고 지나간다.

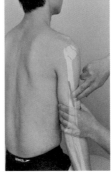

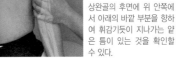

2

상완골 후면의 홈을 만져본다.

상완골의 후면에 위 안쪽에서 아래의 바깥 부분을 향하여 휘감기듯이 지나가는 얕은 틈이 있는 것을 확인할 수 있다.

Athletics Column

전완의 가동범위

전완의 움직임은 상완골을 기본 축으로 하고, 손가락을 편 수장면(手掌面. 엄지손가락이 위로 가게 편다)을 이동 축으로 해서 살펴볼 수 있다. 견관절의 대상 동작이 일어나지 않도록 팔을 몸통 쪽으로 고정한다.

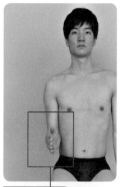

확대한 모습

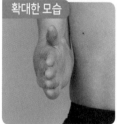

1 기본자세
손바닥이 몸통 쪽과 평행하는 위치를
0도로 한다.

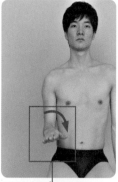

확대한 모습

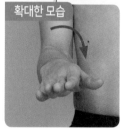

2 회내(엎침)
참고 가동범위는 90도이다.

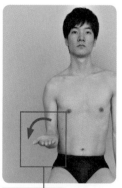

확대한 모습

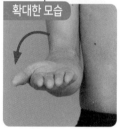

3 회외(뒤침)
참고 가동범위는 90도이다.

column 척골 신경마비(갈퀴손)와 요골 신경마비(하수수)

척골 신경이나 요골 신경이 다치면 손끝이 마비된다. 예를 들어 새끼손가락과 약지 바깥으로 감각지를 보내고, 새끼손가락 구근, 골간근, 충양근의 일부, 무지구근에 운동지를 보내는 척골 신경이 마비되면 수내근이 위축되면서 중지와 새끼손가락이 붙은 부분의 관절(MP 관절·중수지골 관절)이 과잉으로 늘어나 제1, 2관절이 구부러진 형태가 된다. 척골 신경마비는 갈퀴손처럼 보여 '갈퀴손'이라고도 한다.

상완의 중앙 부분이 다쳐 손가락 관절의 신전과 중수지골 관절의 신전, 엄지손가락의 외전 등에 관여하는 요골 신경이 마비된 경우에는 손목 배굴과 손가락이 붙은 부분의 관절(MP 관절·중수지골 관절)이 펴지지 않는다. 이 때문에 '요골 신경마비로 손목과 손가락이 축 늘어진 상태'라는 의미에서 '하수수(下垂手)'라고 한다.

주관절

관절

Elbow joint

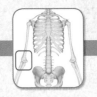

넓은 의미의 주관절(팔꿈치 관절)은 완척 관절, 완요 관절, 상요척 관절로 구성된 관절이다. 팔꿈치를 굽히고 펴는 운동 외에 전완의 회내 · 회외 운동에도 관여한다.

관련 있는 뼈

쇄골, 상완골, 견갑골

근접하는 주요 근육 · 인대

근육 상완 이두근, 상완근, 상완 삼두근, 주근, 수근 굴근군, 장장근, 방형 회내근, 수근 신근군, 총지 신근, 소지 신근

인대 척측 측부 인대, 요측 측부 인대, 윤상 인대, 내측 측부 인대, 외측 측부 인대

오른쪽 앞면

상완근

상완골 활차

외측 상과

내측 상과

상완골 소두

요골조면

완요 관절
상완외측에서 상완골 소두와 요골두의 관절와와 연결되어 만들어지는 관절이다. 가동범위는 구부리기와 펴기, 전완 회내 · 회외이다.

완척 관절(상완자관절)
상완내측에서 상완골 활차와 척골주두의 활차근흔이 연결되어 만들어지는 관절을 말한다. 주관절 운동의 중심적인 역할을 담당한다. 가동범위는 굴곡 · 신전이다.

상요척 관절(근위 요척 관절)
요골두의 관절 환상면과 척골의 요골근흔이 만나는 근위단의 관절을 말한다. 가동범위는 전완 회내 · 회외이다.

요골

척골

요골 경상 돌기

척골두

하요척 관절(원위 요척 관절)
척골두와 요골 하단의 척골 절흔이 만나는 원위단의 관절을 말한다.

척골 경상 돌기

특징

주관절의 관절낭은 1개로 완척 관절, 완요 관절, 상요척 관절로 구성된 여러 관절이 모두 그 관절낭에 덮여 있다. 연결 강도는 높다.

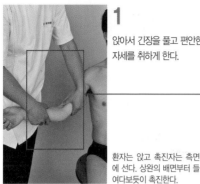

1

앉아서 긴장을 풀고 편안한
자세를 취하게 한다.

환자는 앉고 촉진자는 측면
에 선다. 상완의 배면부터 들
여다보듯이 촉진한다.

확대한 모습

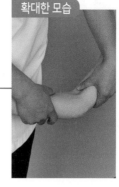
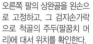

2

상완골을 고정하고 척골을
확인한다.

오른쪽 팔의 상완골을 왼손으
로 고정하고, 그 검지손가락
으로 척골의 주두(팔꿈치 머
리)에 대서 위치를 확인한다.

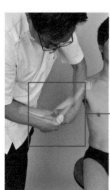

3

완척 관절을 전후로 움직
인다.

상완골을 고정하고 척골을
움직인다.

확대한 모습

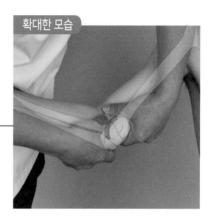

---

column 테니스 엘보, 야구 엘보

특정 스포츠를 습관적으로 행할 때 일어나는 관절 장애의 전형으로 '테니스 엘보'와 '야구 엘보'가 있다.

'테니스 엘보'는 라켓 스포츠 전반에서 볼 수 있는 주관절 통증 질환을 통틀어 이르는 말이다. 상완골 내측 상과 주
변에서 수굴근에 이르는 통증은 '내측형 테니스 엘보(포핸드 테니스 엘보)'라고 불리며, 상완골 외측 상과 주변에서 수
신근에 이르는 통증은 '외측형 테니스 엘보(백핸드 테니스 엘보)'라고 불린다.

'야구 엘보'는 주로 투구 동작을 할 때 발생하는 팔꿈치 관절 장애 또는 외상을 말한다. 팔꿈치에 외반 스트레스가
가해지면 그 힘을 제어하려는 내측 측부 인대가 손상된다.

테니스 엘보나 야구 엘보는 손목과 팔을 쓰지 않고 쉬면서 안정을 취하면 개선될 가능성이 있다.

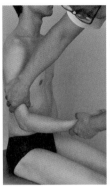

1

오른손으로 상완골을 고정
한다.

오른손으로 상완골을 고정하
면서 왼손으로 주관절이 90
도로 굴곡진 상태를 만든다.

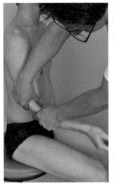

2

팔꿈치 관절을 움직인다.

요골두를 앞뒤에서 끼우듯이
잡고 굴곡 · 신전, 회내 · 회
외 등의 움직임을 확인한다.

상요척 관절의 촉진 순서

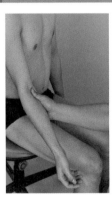

1

회외시킨 상태에서 요골
두를 만져본다.

척골은 고정, 회외시킨 상태
에서 관절와의 위치에 해당
하는 움푹 들어간 곳을 팔꿈
치 후면에서 확인하면서 요
골두를 만져본다.

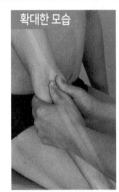

확대한 모습

2

회내 시 회선하는 요골을
확인한다.

회내 시의 요골은 회선하고,
상요척 관절면에서 요골두 관
절 환상면이 척골 안으로 들어
가는 것을 확인할 수 있다.

하요척 관절의 촉진 순서

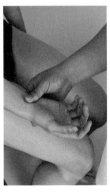

1

전완을 회외 · 회내시킨다.

전완을 회외 · 회내시키면 요
골이 회선하여 하요척 관절
이 척골을 타고 넘는 것을
확인할 수 있다.

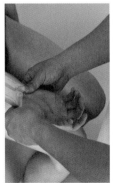

2

전완 회외위 자세에서 촉
진한다.

전완을 회외하면 요골이 바
깥쪽에 위치한다. 이때 수근
의 손등 면으로 척골두와 요
골 하단 사이에 있는 얕은
홈을 확인할 수 있다.

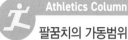

Athletics Column

팔꿈치의 가동범위

주관절은 상완골과 전완의 요골·척골이라는 3개의 뼈로 구성된 관절에 의해 굴곡과 신전을 행한다. 나선 관절로 분류되어 굴곡의 가동범위가 넓고 신전이 작은 것이 특징이다. 전완의 관절 운동에는 회선(회내·회외)도 있으며, 각각 90도가 참고 가동범위이다.

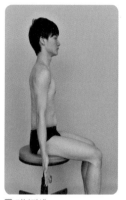

1 기본자세
손바닥을 앞쪽으로 돌린 상태이다.

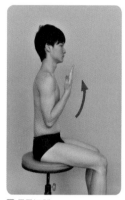

2 굴곡(굽힘)
참고 가동범위는 145도이다.

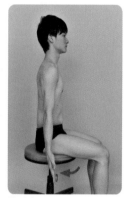

3 신전
참고 가동범위는 5도이다.

---

column　생리적 외반

완척 관절, 완요 관절, 상요척 관절로 구성되는 주관절은 '나선 관절'이다. 이 나선 관절을 신전했을 때 상완골과 전완골의 각도는 0도(완전한 직선)가 아니라 약간 외반각을 형성하는 것이 특징이다. 이 외반각을 '주외 편각(Carrying Angle)'이라고 하며, 정상적인 주외 편각을 '생리적 외반'이라고 한다. 무거운 물건을 손에 들었을 때 외반주가 특히 강해진다고 해서 '운반각'이라고도 한다. 일반적으로 생리적 외반은 남성이 약 5도, 여성이 10~15도로 알려져 있다.

외반주

생리적 외반보다 큰 각도로 외반하는 경우에는 '외반주'라고 해서 이상으로 간주한다. 주요 원인은 외측 상과 골절에 따른 이차적인 골단선의 손상이다. 이 경우의 외반주는 손의 척골 신경 지배 영역에 출현하는 지연성 신경마비의 원인이 될 수 있다.

내반주

관절을 최대한 신전시켜도 안으로 '〈'와 같이 굽어진 팔꿈치를 '내반 팔꿈치'라고 하며, 소총의 총열과 총대가 만드는 형상과 비슷하다고 해서 '총대 변형'이라고도 한다. 내반주의 원인으로 골절 후에 생기는 후유 장애를 들 수 있다.

주관절의 인대

Elbow ligament

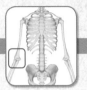

주관절(팔꿈치 관절) 인대는 요골과 척골을 연결하는 요골 윤상 인대와 관절 옆으로 움직임을
제한하는 내측 · 외측 측부 인대로 구성되어 있다.

관련 있는 뼈

상완골, 척골, 요골

근접하는 주요 근육

시작 상완 이두근, 상완근, 상완 삼두근, 주근, 수근 굴근군, 장장근, 방형 회내근,
수근 신근군, 총지 신근, 소지 신근

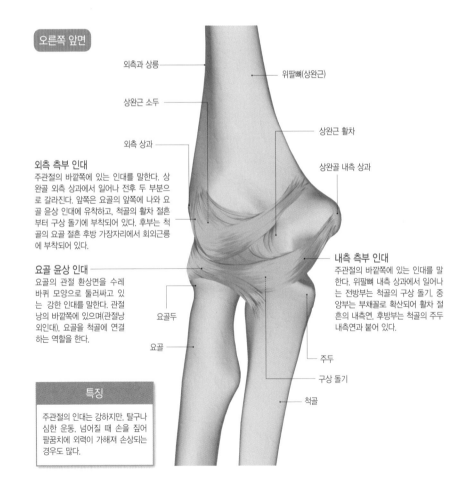

오른쪽 앞면

외측과 상릉

상완근 소두

외측 상과

위팔뼈(상완근)

상완근 활차

상완골 내측 상과

외측 측부 인대
주관절의 바깥쪽에 있는 인대를 말한다. 상
완골 외측 상과에서 일어나 전후 두 부분으
로 갈라진다. 앞쪽은 요골의 앞쪽에 나와 요
골 윤상 인대에 유착하고, 척골의 활차 절흔
부터 구상 돌기에 부착되어 있다. 후부는 척
골의 요골 절흔 후방 가장자리에서 회외근릉
에 부착되어 있다.

요골 윤상 인대
요골의 관절 환상면을 수레
바퀴 모양으로 둘러싸고 있
는 강한 인대를 말한다. 관절
낭의 바깥쪽에 있으며(관절낭
외인대), 요골을 척골에 연결
하는 역할을 한다.

내측 측부 인대
주관절의 바깥쪽에 있는 인대를 말
한다. 위팔뼈 내측 상과에서 일어나
는 전방부는 척골의 구상 돌기, 중
앙부는 부채꼴로 확산되어 활차 절
흔의 내측연, 후방부는 척골의 주두
내측연과 붙어 있다.

요골두

요골

주두

구상 돌기

척골

특징
주관절의 인대는 강하지만, 탈구나
심한 운동, 넘어질 때 손을 짚어
팔꿈치에 외력이 가해져 손상되는
경우도 많다.

요골 윤상 인대의 촉진 순서

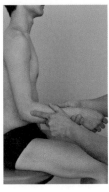

1

팔꿈치를 90도로 굽힌 상태에서 요골두를 확인한다.

팔꿈치를 90도로 굽힌 상태에서 요골두를 둘러싸고 있는 요골 윤상 인대를 만져본다.

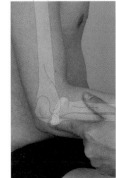

2

인대가 지나가는 것을 촉진한다.

요골 윤상 인대는 척골에서 시작되어 척골에서 끝나며, 요골두의 주위를 수평으로 지나간다.

외측 측부 인대의 촉진 순서

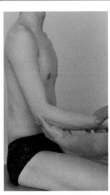

1

팔꿈치 관절을 굴곡시킨 상태에서 위치를 확인한다.

팔꿈치 관절을 90도로 굴곡시킨 상태에서 상완골 외측 상과와 완요 관절의 위치를 확인한다.

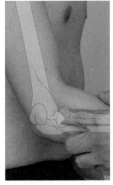

2

인대를 섬유의 주행에 따라 만져본다.

상완골 외측 상과와 완요 관절 사이를 주행하는 인대를 만져본다. 외측 상과에서부터 앞부분은 상완골 요골 윤상 인대의 외측면, 뒷부분은 요골 윤상 인대를 넘어 척골 외측부에 부착되어 있다.

내측 측부 인대의 촉진 순서

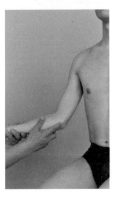

1

팔꿈치에 외반 스트레스를 가한 상태에서 후부섬유를 만져본다.

팔꿈치에 경도 굴곡 상태에서 외반 스트레스를 가하면 인대 섬유의 탄력성이 높아진다. 이 상태에서 후부섬유를 만져본다.

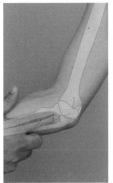

2

팔꿈치에 외반 스트레스를 가한 상태에서 전부섬유를 만져본다.

1과 같은 방법으로 인대 섬유의 탄력성을 높여 전부섬유를 만져본다.

수근골 · 지골

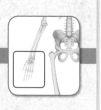

Carpal bone/Finger bone

수근골은 근위에서 요골과 연결하는 수근을 형성하는 8개의 뼈를 말한다. 중수골, 손가락을 형성하는 손가락뼈 등 수많은 뼈가 모여 복잡한 움직임을 가능하게 한다.

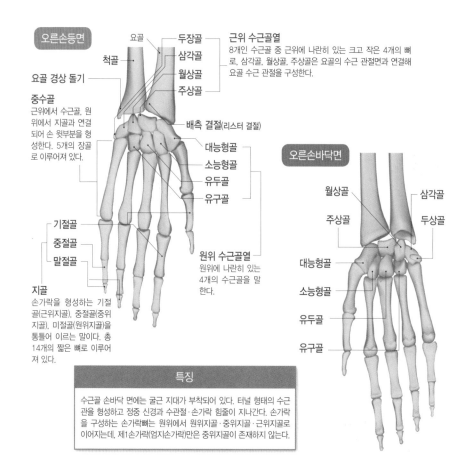

관련 있는 뼈

중수골, 요골, 척골, 지골, 수근골

주요 근육의 끝

끝 요측 수근 굴근, 척측 수근 굴근, 장장근, 장요측 수근 신근, 단요측 수근 신근, 척측 수근 신근, 천지굴근, 심지굴근, 장모지 굴근, 총지 신근, 소지 신근, 완요골근, 장모지 신근, 장모지 외전근, 시지 신근, 단모지 외전근, 모지 대립근, 소지 대립근, 모지 내전근, 장측 골간근, 배측 골간근, 충양근

오른손등면

요골

척골

요골 경상 돌기

두장골

삼각골

월상골

주상골

근위 수근골열
8개인 수근골 중 근위에 나란히 있는 크고 작은 4개의 뼈로, 삼각골, 월상골, 주상골은 요골의 수근 관절면과 연결해 요골 수근 관절을 구성한다.

중수골
근위에서 수근골, 원위에서 지골과 연결되어 손 윗부분을 형성한다. 5개의 장골로 이루어져 있다.

배측 결절(리스터 결절)

대능형골

소능형골

유두골

유구골

오른손바닥면

기절골

중절골

말절골

지골
손가락을 형성하는 기절골(근위지골), 중절골(중위지골), 미절골(원위지골)을 통틀어 이르는 말이다. 총 14개의 짧은 뼈로 이루어져 있다.

원위 수근골열
원위에 나란히 있는 4개의 수근골을 말한다.

월상골

주상골

삼각골

두상골

대능형골

소능형골

유두골

유구골

특징

수근골 손바닥 면에는 굴근 지대가 부착되어 있다. 터널 형태의 수근관을 형성하고 정중 신경과 수관절 · 손가락 힘줄이 지나간다. 손가락을 구성하는 손가락뼈는 원위에서 원위지골 · 중위지골 · 근위지골로 이어지는데, 제1손가락(엄지손가락)만은 중위지골이 존재하지 않는다.

주상골의 촉진 순서

1 주상골 결절을 만져본다.

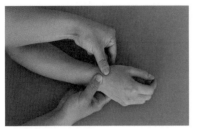

수관절 척굴위 상태에서 주상골의 외측 앞쪽에서 주상골 결절을 만져본다. 주상골 결절에는 굴근 지대가 붙어 있다.

2 주상골 배측면을 만져본다.

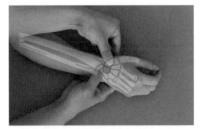

손목 관절 척굴위 상태로 원위요골에서 주상골 배측면을 만져본다. 촉진하는 손은 요골을 끼우는 듯한 형태로 한다.

월상골의 촉진 순서

1 손목 관절을 요굴시킨다.

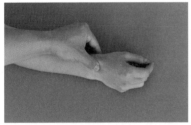

손목 관절을 장굴(손바닥 굽힘)시키면 요골 배면의 원위단에 월상골이 돌출된다. 촉진하는 손은 요골을 끼우는 듯한 형태로 한다.

2 손목 관절 돌출 부분을 만져본다.

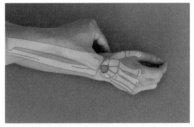

월상골은 주상골 바깥쪽의 삼각골 안쪽에 위치하고, 요골의 배측 결절, 유두골, 제3중수골과 일직선상에 있다.

삼각골의 촉진 순서

1 손목 관절을 요굴시킨다.

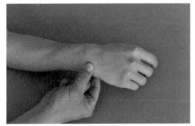

손목 관절을 중립위 상태에서 요굴시키면 척골 경상 돌기 원위에서 삼각골이 돌출된다.

2 돌출된 삼각골을 만져본다.

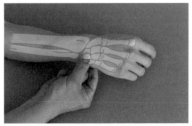

삼각골은 바깥에서는 월상골, 손바닥 측에서는 두상골, 원위에서는 유구골과 관절을 형성한다.

1 손목 관절을 장굴(손바닥 굽힘) 상태로 유지한다.

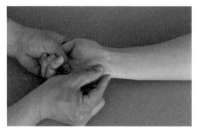

두상골 배측에 위치하는 삼각골을 먼저 확인하고, 손목 관절을 장굴시킨 상태에서 측면부터 만져본다.

2 옆에서 두상골을 만져본다.

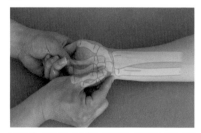

두상골은 삼각골의 수장측에 위치하며, 삼각골과 함께 관절을 형성한다.

1 주상골을 확인한다.

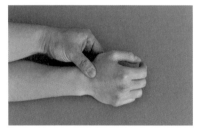

손목 관절을 척굴한 후 주상골을 확인하고 그 원위에 위치하는 대능형골을 만져본다. 수장 면의 내측부에서 만져지는 돌출은 대능형골 결절이다.

2 원위의 대능형골을 만져본다.

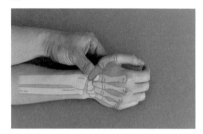

대능형골은 주상골, 제1중수골, 소능형골, 제2중수골과 함께 관절을 형성한다.

column 손동작

손동작의 기본은 '잡는 일'과 '집는 일'이다.

'잡는 일'은 제2~5손가락과 엄지손가락이 대립의 형태를 취함으로써 가능하게 하는 움직임이다. '잡는 동작'을 계속하면 쥐는 동작이 된다.

'집는 일'은 손바닥이 관여하지 않는 손가락 동작을 가리키는 경우가 많다. 엄지손가락과 제2~5손가락으로 물건을 집는 동작 외에 엄지손가락과 다른 손가락으로 물건을 집는 동작, 신전 상태의 엄지손가락과 검지손가락만으로 물건의 측면을 집는 동작 등이 있다.

손은 이러한 동작에 적응하기 위해 손바닥은 오목하고, 손등은 볼록하며, 수근골 · 중수골 · 지골의 연결은 세로 방향의 아치, 엄지손가락과 다른 네 손가락과의 대립은 사선 방향의 아치를 형성하는 등 합리적인 구조를 하고 있다.

소능형골의 촉진 순서

1 제2중수골과의 경계를 확인한다.

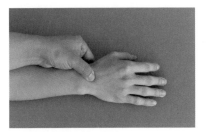

제2중수골을 원위에서 근위로 향해 짚어 나가다 보면 소능형골과의 경계를 확인할 수 있다. 촉진은 손가락으로 환자의 손을 위아래로 끼우듯이 해서 행한다.

2 소능형골을 촉지한다.

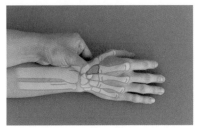

소능형골은 주상골, 제2중수골, 대능형골, 유두골과 함께 관절을 형성한다.

유두골의 촉진 순서

1 제3중수골과의 경계를 확인한다.

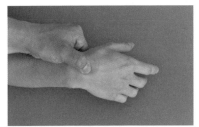

손목 관절 장굴 상태로 제3중수골에서 배측 결절을 향해 짚어 나가다 보면 제3중수골저의 근위에 움푹 들어간 곳이 만져지는데, 이것이 바로 유두골이다.

2 유두골을 촉지한다.

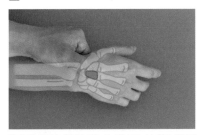

유두골은 주상골, 월상골, 제2·3·4중수골, 소능형골, 유구골과 함께 관절을 형성한다.

유구골의 촉진 순서

1 제4·5중수골과의 경계를 확인한다.

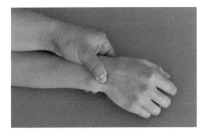

제4·5중수골의 골저 근위에서 유구골을 만져볼 수 있다.

2 유구골을 촉지한다.

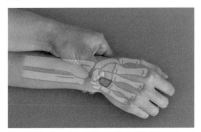

유구골은 월상골, 제4·5중수골, 삼각골, 유두골과 함께 관절을 형성한다.

1 요골을 하단부 쪽으로 짚어 나간다.

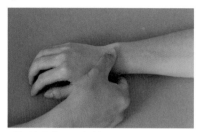

요골 경상 돌기는 요골의 하단부로부터 하방부에 뻗어 있는 돌기로, 손목 관절을 척굴 상태로 하면 돌기의 끝을 쉽게 만질 수 있다.

2 요골 경상 돌기를 만져본다.

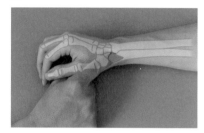

사진에서 검지손가락이 가리키는 곳이 요골 경상 돌기다. 손목 관절을 요굴시키더라도 이동하지 않기 때문에 이 방법으로도 확인할 수 있다.

1 요골을 손등 쪽을 향해 짚어 나간다.

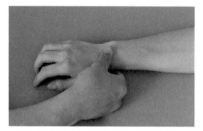

배측 결절은 요골의 원위단 배측에 있는 결절이다. 척측에는 장모지 신근 건구가 위치한다.

2 배측 결절을 만져본다.

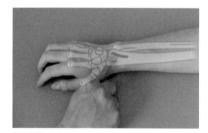

요골 경상 돌기로부터 요골 배측 약 3분의 1되는 곳에서 배측 결절을 만져볼 수 있다.

1 상완골 외측 상과의 원위를 짚어 나간다.

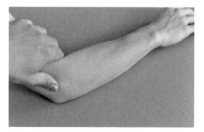

팔꿈치를 굴곡 준 상태에서 상완골 외측 상과를 확인했으면 원위를 짚어 원기둥 형태의 요골두를 만져본다.

2 전완을 회내 · 외시킨다.

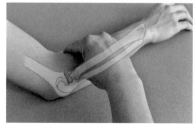

전완을 회내외시키면 요골두가 회선하는 움직임을 느낄 수 있다.

척골의 촉진 순서

1 상지를 외전 상태로 유지한다.

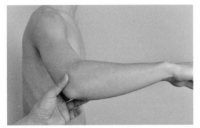

팔을 외전 상태로 유지하고, 근위의 바깥쪽 둥근 돌기로 만져지는 척골의 주두와를 확인한다.

2 상완골, 요골과의 경계를 확인한다.

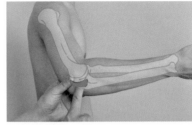

주두와를 꼭 붙잡은 채 다른 손의 손가락 끝으로 척골의 외측연 원위를 짚어 나간다.

척골 경상 돌기의 촉진 순서

1 손목 관절을 요굴 상태로 유지한다.

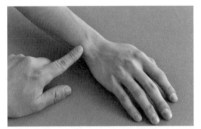

손목 관절을 요굴 상태로 하면, 척골의 끝부분과 삼각골과의 관절이 만져지므로 그 근위에서 가늘게 융기한 척골 경상 돌기를 확인한다.

2 회내외시켜 위치를 확인한다.

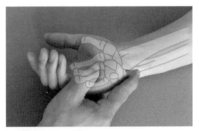

회외 상태에서는 척골 배측, 회내 상태에서는 척골 바깥쪽에서 만질 수 있다.

중수골의 촉진 순서

1 중수골저를 골두 방향으로 짚어 나간다.

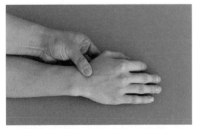

중수골은 다섯 손가락에 각각 존재한다. 사진에서는 검지손가락과 엄지손가락으로 제2중수골(검지)의 골저를 촉진하고 있다.

2 중수골두를 촉진한다.

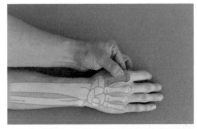

중수골을 근위지골 쪽을 향해 짚어 나가다 보면 중수골의 원위단(골두)이 만져진다. 주먹을 쥐었을 때 돌출부가 중수골의 골두다.

1 근위지골의 골저를 촉진한다.

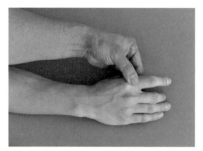

손가락뼈 근원 부분이 근위지골의 골저에 해당하며 다섯 손가락 모두 존재한다. 사진에서는 제2기 근위지골(검지손가락)을 촉진하고 있다.

2 골저에서 골두를 향해 짚어 나간다.

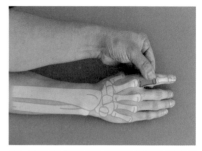

골저에서 골두를 향하여 짚어 나가면서 중위지골 근위의 골두 부분을 촉진한다.

1 중위지골의 골저를 촉진한다.

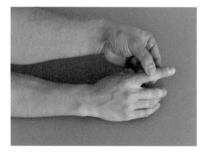

근위지골에 대한 근위단 부분이 중위지골 기저부이다.

2 중절골두를 촉진한다.

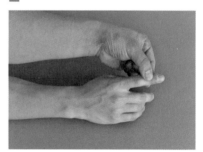

원위지골에 대한 근위단 부분이 중절골두이다.

3 위아래로 끼워 촉진한다.

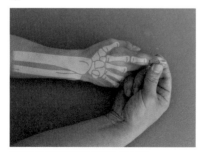

중절골두를 위아래로 끼워 촉진하는 모습이다.

다른 각도에서 본 모습

옆에서 본 모습이다. 골저에서 골두를 향해 가늘어지는 것을 알 수 있다.

Athletics Column

손의 가동범위 – 1

여기서는 손목 관절 중 좁은 의미의 손목 관절인 요골 수근 관절과 모지 수근 중수 관절의 가동범위를 소개한다. 손은 모든 관절이 연동하기 때문에 물건을 잡는 등과 같은 복잡한 움직임이 가능하다.

요골 수근 관절

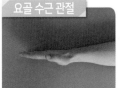

1 기본자세
요골과 제2중수골이 일직선상에 있다.

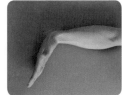

2 장굴
손목을 손바닥 쪽으로 굽힌다.

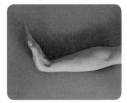

3 배굴
손목을 손등 쪽으로 굽힌다.

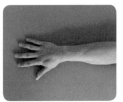

4 기본자세

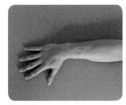

5 요굴
손목을 엄지손가락 쪽으로 굽힌다.

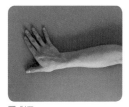

6 척굴
손목을 새끼손가락 쪽으로 굽힌다.

모지 수근 중수 관절

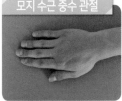

1 기본자세
외내전과 굴곡 신전의 중간 상태이다.

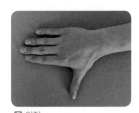

2 외전
엄지손가락을 요측으로 외전시킨다
(요측 외전).

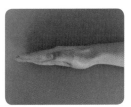

3 기본자세

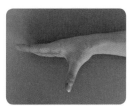

4 신전
엄지손가락을 손바닥에서 떼놓는다
(장측 외전).

손목 관절

관절

Joint of hand

손목 관절은 좁은 의미로 요골 수근 관절과 같다. 넓은 의미로는 요골 수근 관절, 수근 중앙 관절 등도 포함한다.

관련 있는 뼈

요골, 수근골
(주상골, 월상골, 삼각골)

근접하는 주요 근육

근육 요측 수근 굴근, 척측 수근 굴근, 장장근, 장요측 수근 신근, 단요측 수근 신근, 척측 수근 신근, 천지 굴근, 심지 굴근, 장모지 굴근, 총지 신근, 소지 신근, 완요골근, 장모지 신근, 장모지 외전근, 시지 신근, 단모지 외전근

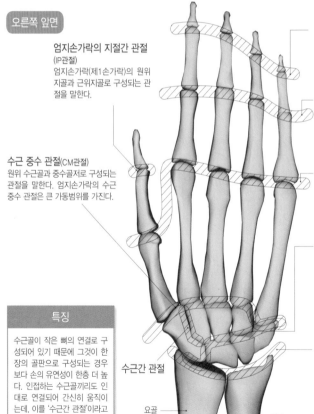

오른쪽 앞면

엄지손가락의 지절간 관절
(IP관절)
엄지손가락(제1손가락)의 원위지골과 근위지골로 구성되는 관절을 말한다.

수근 중수 관절(CM관절)
원위 수근골과 중수골저로 구성되는 관절을 말한다. 엄지손가락의 수근 중수 관절은 큰 가동범위를 가진다.

특징

수근골이 작은 뼈의 연결로 구성되어 있기 때문에 그것이 한 장의 골판으로 구성되는 경우보다 손의 유연성이 한층 더 높다. 인접하는 수근골끼리 인대로 연결되어 간신히 움직이는데, 이를 '수근간 관절'이라고 부르기도 한다.

원위 지절간 관절(DIP관절)
검지손가락부터 새끼손가락(제2~5손가락)의 원위지골과 중위지골로 구성되는 관절을 말한다. '제1관절'이라고도 한다.

근위 지절간 관절(PIP관절)
검지손가락부터 새끼손가락의 중위지골과 근위지골로 구성되는 관절을 말한다. '제2관절'이라고도 한다.

중수 지절 관절(MP관절)
근위지골과 중수골을 연결하는 관절로 손가락이 붙어 있는 부분을 말한다.

수근 중앙 관절
두상골을 제외한 근위열의 수근골과 원위열의 수근골이 연결되어 만들어진 여러 관절을 말한다. 손목의 움직임에도 관여한다.

요골 수근 관절
요골의 수근 관절면과 근위열의 수근골(두상골 제외)로 구성되는 관절을 말한다. 연결 부분에는 관절원판(관절강 내의 척골 측에 있는 섬유 연골)이 끼어 있다.

수근간 관절

요골

척골

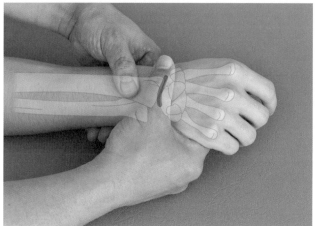

1

요골과 수근골의 관절을
확인한다.

요골을 왼쪽 엄지손가락, 수
근골을 오른쪽 엄지손가락으
로 만져본다. 사진은 기본자
세이다.

2 요굴한다.

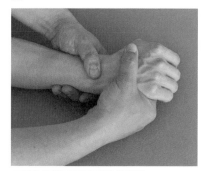

수근골을 요굴해 관절의 움직임을 확인한다.

3 척굴한다.

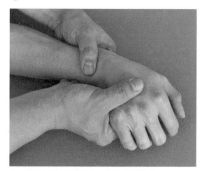

손목 관절을 척굴해 관절의 움직임을 확인한다.

4 배굴한다.

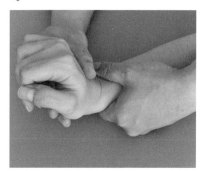

손목 관절을 배굴해 관절의 움직임을 확인한다.

5 장굴한다.

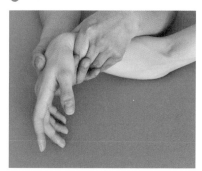

손목 관절을 장굴해 관절의 움직임을 확인한다.

수근 중수 관절의 촉진 순서

1 수근 중수 관절을 배굴시킨다.

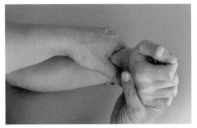

제2~5중수골저를 오른손을 이용해 손등 쪽으로 움직이면서
신전 운동을 확인한다.

2 수근 중수 관절을 장굴시킨다.

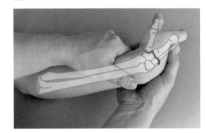

제2~5중수골 골저를 오른손을 이용해 손바닥 쪽으로 움직
이면서 굴곡 운동을 확인한다.

중수 지절 관절의 촉진 순서

1 배굴해 신전 운동을 확인한다.

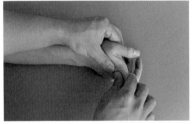

검지손가락의 중수 지절 관절을 촉진하는 모습이다. 중수골
을 왼손으로 고정하고, 근위지골 기저부를 손등 쪽으로 움직
이면서 신전 운동을 확인한다.

2 장굴해 굴곡 운동을 확인한다.

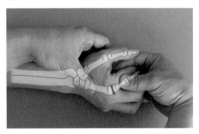

1과 마찬가지로 중수골을 왼손으로 고정하고, 근위지골 기저
부를 손바닥 쪽으로 움직이면서 굴곡 운동을 확인한다.

근위 지절간 관절의 촉진 순서

1 신전 운동을 확인한다.

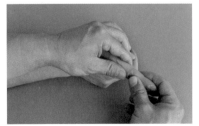

근위지골을 왼손으로 고정하고, 중위지골 기저부를 오른손을
이용해 손등 쪽으로 움직이면서 신전 운동을 확인한다.

2 굴곡 운동을 확인한다.

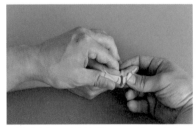

1과 마찬가지로 근위지골을 왼손으로 고정하고, 중위지골 기
저부를 손바닥 쪽으로 움직이면서 굴곡 운동을 확인한다.

원위 지절간 관절의 촉진 순서

1 신전 운동을 확인한다.

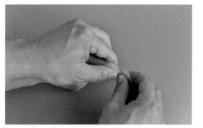

중위지골을 왼손으로 고정하고, 원위지골 기저부를 오른손을 이용해 손등 쪽으로 움직이면서 신전 운동을 확인한다.

2 굴곡 운동을 확인한다.

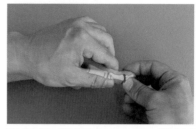

1과 마찬가지로 중위지골을 왼손으로 고정하고, 원위지골 기저부를 손바닥 쪽으로 움직이면서 굴곡 운동을 확인한다.

지절간 관절(엄지손가락, IP관절)의 촉진 순서

1 IP관절의 굴곡 운동을 확인한다.

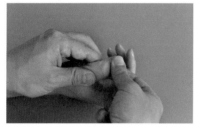

엄지손가락도 원위 지절 관절과 같은 방법으로 촉진한다. 근위지골을 왼손으로 고정하고, 오른손을 이용해 원위지골을 손바닥 쪽으로 움직이면서 굴절 운동을 확인한다.

2 IP관절의 신전 운동을 확인한다.

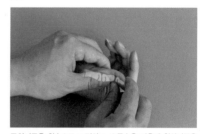

근위지골을 왼손으로 고정하고, 오른손을 이용해 원위지골을 손등 쪽으로 움직이면서 신전 운동을 확인한다.

---

column 썸과 핑거

'손가락'은 엄지손가락, 검지손가락, 중지손가락, 약지손가락, 새끼손가락을 통틀어 이르는 말이다. 어떤 손가락이든 '손가락'이라는 글자가 붙는다. 일반적으로 그냥 손가락이라고 하면 엄지손가락을 포함해 다섯 손가락 모두를 가리킨다고 생각한다.

그러나 영어에서는 엄지를 **썸(Thumb)**이라고 하고, 그 이외의 검지손가락과 중지손가락은 **핑거(finger)**라고 한다. 엄지손가락과 나머지 손가락을 분명히 구분하는 것이다. 실제로 **엄지손가락만 다른 네 손가락과 마주 보고 있으며, 움직이는 방향이 다르다.**

인간이 물건을 능숙하게 잡거나 집을 수 있는 것은 바로 이 때문이다. 썸과 핑거의 명칭에는 우리의 손이 갖춘 근본적인 의미를 담고 있다.

손목 관절(수관절)의 인대

인대

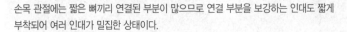

Ligament of hand

손목 관절에는 짧은 뼈끼리 연결된 부분이 많으므로 연결 부분을 보강하는 인대도 짧게 부착되어 여러 인대가 밀집한 상태이다.

관련 있는 뼈

요골, 수근골

근접하는 주요 근육

근육 요측 수근 굴근, 척측 수근 굴근, 장장근, 장요측 수근 신근, 단요측 수근 신근, 척측 수근 신근, 천지굴근, 심지굴근, 장모지 굴근, 총지 신근, 소지 신근, 완요골근, 장모지 신근, 장모지 외전근, 시지 신근, 단모지 외전근

오른쪽 배면

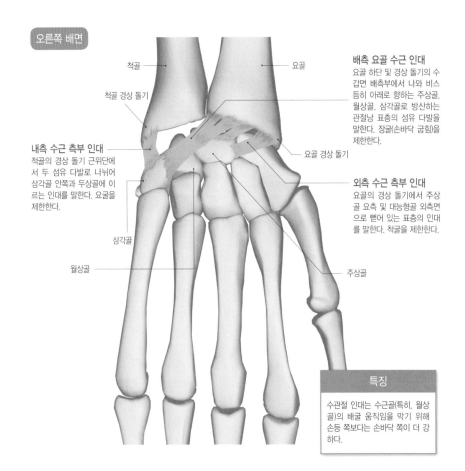

척골

척골 경상 돌기

내측 수근 측부 인대
척골의 경상 돌기 근위단에서 두 섬유 다발로 나뉘어 삼각골 안쪽과 두상골에 이르는 인대를 말한다. 요굴을 제한한다.

삼각골

월상골

요골

배측 요골 수근 인대
요골 하단 및 경상 돌기의 수갑면 배측부에서 나와 비스듬히 아래로 향하는 주상골, 월상골, 삼각골로 방산하는 관절낭 표층의 섬유 다발을 말한다. 장굴(손바닥 굽힘)을 제한한다.

요골 경상 돌기

외측 수근 측부 인대
요골의 경상 돌기에서 주상골 요측 및 대능형골 외측면으로 뻗어 있는 표층의 인대를 말한다. 척굴을 제한한다.

주상골

특징

수관절 인대는 수근골(특히, 월상골)의 배굴 움직임을 막기 위해 손등 쪽보다는 손바닥 쪽이 더 강하다.

배측 요골 수근 인대의 촉진 순서

1 요골의 위치를 엄지손가락으로 확인한다.

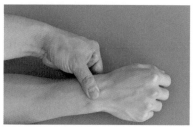

왼손 엄지손가락으로 요골의 위치를 확인한 후 오른손 검지 손가락으로 수근골의 주상골, 월상골, 삼각골을 확인한다.

2 요골과 수근골 사이의 인대를 확인한다.

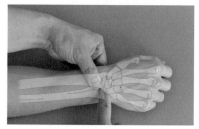

배측 요골 수근 인대는 요골 원위단 후연(後緣, 뒤쪽 가장자 리)에서 하내 측으로 지나가며, 주상골, 월상골, 삼각골의 배측 면에 부착되어 있으므로 그 섬유에 직교시키면서 만져본다.

내측 수근 측부 인대의 촉진 순서

1 왼손 엄지손가락으로 척골을 확인한다.

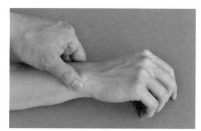

내측 수근 측부 인대는 척골 경상 돌기 근위단으로부터 두 갈 래로 갈라져 삼각골의 안쪽과 두상골로 지나간다.

2 요굴 상태로 인대 섬유를 만져본다.

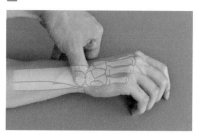

인대 섬유의 주행에 직교하여 촉진한다. 내측 수근 측부 인대 는 요굴 상태를 제한하므로 섬유를 쉽게 만져보기 위해서는 요굴 상태가 좋다.

외측 수근 측부 인대의 촉진 순서

1 왼손 엄지손가락으로 요골을 확인한다.

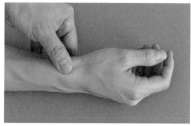

외측 수근 측부 인대는 요골 경상 돌기 선단부터 주상골 요측 에 걸쳐 주행한다.

2 척굴 상태로 인대 섬유를 만져본다.

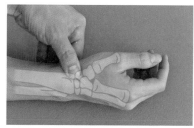

인대 섬유의 주행에 직교하여 촉진한다. 외측 수근 측부 인대 는 척굴을 제한하고 있으므로 섬유를 쉽게 만져보기 위해서 는 척굴 상태가 좋다.

손의 가동범위 – 2

중수 지절간 관절은 2축성의 과상(顆狀) 관절이고, 지절간 관절은 1축성의 경첩 관절이다. 근위의 지절간 관절은 약 30도, 원위 지절간 관절은 0에서 긴장한다.

모지 중수 지절간 관절

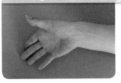

1 기본자세
외내전과 굴곡신전의 중간 상태이다.

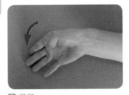

2 굴곡
엄지손가락을 손바닥에 가까이 댈 수 있다.

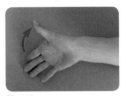

3 신전
엄지손가락을 손바닥에서 뗀다.

모지 지절간 관절

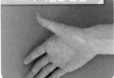

1 기본자세
굴곡 신전의 중간 상태이다.

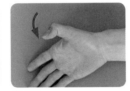

2 굴곡
엄지손가락의 원위지골과 근위지골 사이의 관절을 손바닥 쪽으로 구부린다.

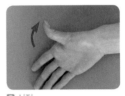

3 신전
엄지손가락의 원위지골과 근위지골 사이의 관절을 편다.

지절간 관절

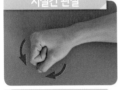

1 굴곡
손가락을 구부린다.

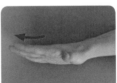

2 신전
손가락을 편다.

중수 지절간 관절

1 내전
손가락을 붙인다.

2 외전
손가락을 벌린다.

3 기본자세

4 굴곡
손가락을 손바닥 쪽으로 구부린다.

원위~ 근위 지절간 관절

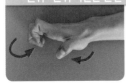

5 신전
제1관절을 구부린다.

2장

골반대·하지의 촉진

골반

Pelvis

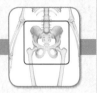

골반은 대퇴골과 척추 사이에서 신체를 지탱하는 뼈를 말한다. 좌우 1쌍의 관골, 중앙의 천골과 미골로 구성되어 있다. 형태상으로는 남녀의 차이가 크다.

관련 있는 뼈

관골(장골, 치골, 좌골), 천골, 미골

주요 근육의 시작과 끝

시작 봉공근, 대퇴 근막 장근, 대퇴 직근, 대둔근, 중둔근, 소둔근, 햄스트링(대퇴 이두근, 반건양근, 반막양근), 심층 외선 6근(외폐쇄근, 내폐쇄근, 대퇴 방형근, 이상근, 위쌍둥이근, 아래쌍둥이근), 내전근군(대 내전근, 장 내전근, 단 내전근, 치골근, 박근), 복직근, 내복사근, 척주기립근, 요방형근, 광배근

끝 외복사근

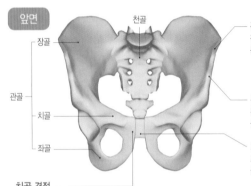

앞면

천골

장골

관골

치골

좌골

전상장골극
장골능(장골의 일부)에서 앞으로 돌출되는 부분으로, 봉공근과 대퇴 근막 장근이 시작된다.

전하장골극
전상장골극의 아래쪽에 위치한 작은 돌기로, 대퇴 직근이 시작된다.

치골 결합
좌우 두 치골이 연골 원판에서 결합하고, 체간의 앞면, 중앙에 위치한 치골의 내측단으로, 박근이 시작된다.

치골 결절
치골빗(치골체의 윗부분)의 안쪽에서 융기한 부분을 말한다. 장 내전근·복직근은 하부에서 시작된다.

장골능
장골의 윗부분에서 골반을 구성하는 뼈 중 가장 위쪽에 위치한다. 대둔근의 앝은 부분이 시작된다.

배면

후상장골극
장골능의 후연에 있는 두 돌기 중 상방 측을 말한다. 대둔근의 앝은 부분이 시작된다.

정중선골능
천골 후면의 정중선에서 물결 모양의 요철이 이어진 부분을 말한다. 융기 부분은 돌기나 그 사이를 지나는 인대의 골화로 이루어져 있다. 광배근(추골 하부)이 시작된다.

후하장골극
장골능의 후연에 있는 두 돌기 중 하방 측을 말한다.

좌골 결절
소좌골 절흔보다 하방후면에 타원형으로 된 돌출부를 말한다. 아래쌍둥이근, 대퇴 방형근, 대 내전근(햄스트링부), 반막양근, 반건양근, 대퇴 이두근(장두)이 시작된다.

미골
척주를 구성하는 뼈의 최하단부를 말한다. 3~5개의 미추가 유합해 이루어져 있으며, 하단부는 날카롭다.

특징

좌골은 앉은 자세에서 앉은 면이 되는 부분이다. 치골과 융합하여 관골을 구성한다.

전상장골극의 촉진 순서

1

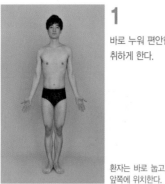

바로 누워 편안한 자세를
취하게 한다.

환자는 바로 눕고, 촉진자는
앞쪽에 위치한다.

2 장골능의 위치를 확인한다.

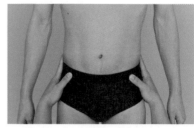

골반 좌우 바깥쪽의 가장 위쪽 가장자리가 장골능이다. 오른
쪽 검지손가락으로 만져본다.

3 장골능의 가장 앞부분을 만져본다.

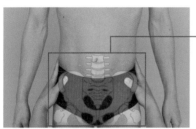

장골능의 전연에 있는 두 돌출 가운데 위쪽에 있는 돌기가 전
상장골극이다. 둥근 모양을 띠고 있으며, 앞으로 크게 돌출되
어 있다.

확대한 모습

전하장골극(입위)의 촉진 순서

1 전상장골극의 바로 아래를 짚어 나간다.

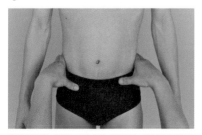

전상장골극을 촉진할 때와 같은 요령으로 가장 먼저 장골을
확인한 후 전상장골극을 확인하고, 그 손가락을 하내 측으로
짚어 나간다.

2 하내 측의 돌기를 만져본다.

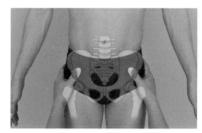

장골능의 전연에 있는 두 돌출 가운데 아래쪽 안(전상장골극
아래)에 있는 것이 전하장골극이다.

1 바로 누워 편안한 자세를 취하게 한다.

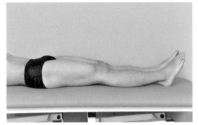

환자를 바로 눕게 해도 촉진을 할 수 있다.

2 바로 누운 상태에서 허벅지, 슬관절(무릎 관절)을 굴곡시킨다.

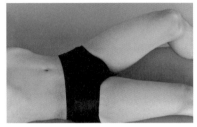

허벅지와 슬관절을 굴곡시키면 고관절의 앞쪽 근육이 이완되어 전하장골극을 쉽게 만질 수 있다.

3 전상장골극의 하내 측을 만져본다.

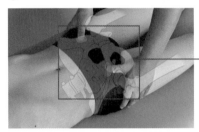

1의 상태에서 전상장골극의 안쪽 돌기를 만져본다.

확대한 모습

---

1 대전자의 위치를 확인한다.

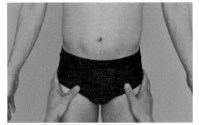

대퇴골에서 가장 바깥에서 돌출해 있는 대전자 좌우의 위치를 양손으로 확인한다.

2 같은 높이로 복부의 중앙을 만져본다.

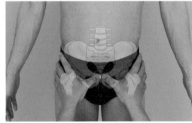

1에서 확인한 대전자와 같은 높이 부근에서 복부 중앙을 만져보면, 치골의 상연에 닿는다. 이 치골의 상연에서 위쪽으로 돌출된 부분이 '치골 결절'이다.

치골 결합의 촉진 순서

1 치골 결절의 위치를 확인한다.

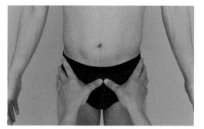

치골 결절의 위치를 좌우 엄지손가락으로 만져본다.

2 치골 결절에서 정중앙으로 향한다.

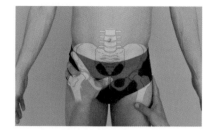

좌우 치골 결절을 확인한 후 여기서부터 정중앙으로 들어가 치골 결합을 만져본다.

장골능(입위)의 촉진 순서

1 장골의 상연(上緣, 위쪽 끝)을 만져본다.

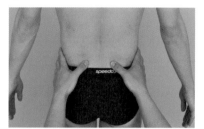

골반에서 가장 높은 위치에 내민 부분이 장골능이다. 이 부분을 지나면 근육이 없어 쉽게 만질 수 있다.

2 장골능을 촉지한다.

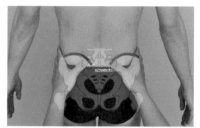

장골의 상연은 두껍고, 위쪽을 향해 길고 도드라지게 활 모양의 곡선을 그린다. 곡선을 확인할 때는 촉진하는 손의 양 손목을 뒤로 젖히듯이 한 후에 움직인다.

장골능(복와위)의 촉진 순서

1 장골의 상연을 만져본다.

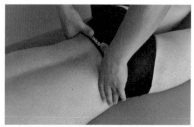

골반에서 가장 높은 위치에 내민 부분이 장골능이다. 환자를 엎드려 눕게 해도 선 자세와 같은 요령으로 촉진할 수 있다.

2 장골능을 촉지한다.

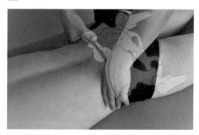

장골의 상연은 두껍고, 위쪽을 향해 길고 도드라지게 활 모양의 곡선을 그린다. 활 모양의 곡선을 확인할 때는 촉진하는 손의 양 손목을 배굴시키듯이 해서 움직여야 한다.

1 장골능의 뒤쪽 가장자리를 확인한다.

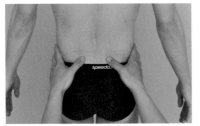

장골능을 촉진할 때는 엄지손가락으로 뒤쪽 가장자리를 짚어 나간다.

2 안쪽 위의 돌출 부분을 엄지손가락으로 만져본다.

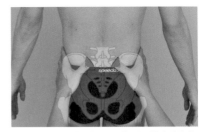

장골능 뒤쪽 가장자리에 있는 두 돌출 부분 가운데 위에 있는 것이 후상장골극이다.

1 장골능의 뒤쪽 가장자리를 확인한다.

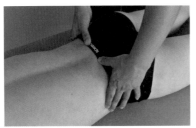

환자를 엎드려 눕게 해도 선 자세와 같은 요령으로 촉진할 수 있다. 장골능을 촉진한 후 엄지손가락으로 뒤쪽 가장자리를 짚어 나간다.

2 엄지손가락으로 안쪽 위의 돌출 부분을 만져본다.

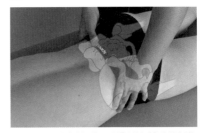

장골능 뒤쪽 가장자리에 있는 두 돌출 부분 가운데 위에 있는 것이 후상장골극이다.

---

column 야코비 선(장골능 최고점)

　야코비 선(Jacoby's Line)은 골반의 좌우 상단에 내민 장골능(장골 위쪽 가장자리)의 최고점을 연결하는 선이다. 이 선은 척추 위에서 제4요추나 제5요추 또는 그 사이를 통과한다. 고관절을 45도 굴곡한 상태에서 장골 최전방의 융기가 되는 전상장골극과 앉았을 때 앉은 면과 접하는 좌골 결절을 연결한 선 사이에 대퇴골 바깥쪽 상단에 있는 돌기의 대전자가 위치해 있다.

　제4, 제5요추 사이는 요통이 생기기 쉬운 곳으로, 요추 마취나 요추 천재(속이 빈 바늘을 꽂아 체내의 액체를 뽑아내는 일)를 하는 경우. 이 선보다 아래쪽을 천자하면 척수를 손상시킬 염려가 없다. 이처럼 야코비 선은 골반에서 중요한 역할을 한다.

후하장골극(입위)의 촉진 순서

1 장골능의 후연을 확인한다.

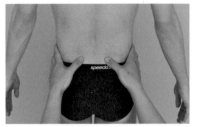

후상장골극의 촉진과 같은 요령으로 위치를 확인한다.

2 엄지손가락으로 안쪽 아래의 돌출 부분을 만져본다.

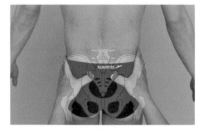

장골능을 후상장골극에서 한층 더 하내 측으로 짚어 나가다
보면 후하장골극이 만져진다.

후하장골극(복와위)의 촉진 순서

1 엎드려 누워 편안한 자세를 취하게 한다.

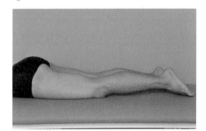

환자를 엎드려 눕게 해도 촉진할 수 있다.

2 장골능의 후연을 확인한다.

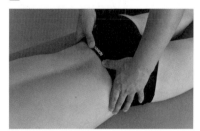

후상장골극의 촉진과 같은 요령으로 장골능 후연의 위치를
확인한다.

3 엄지손가락으로 안쪽 아래의 돌출 부분을 만져본다.

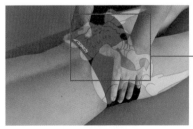

장골능을 후상장골극에서 한층 더 하내 측으로 짚어 나가다
보면 후하장골극이 만져진다.

확대한 모습

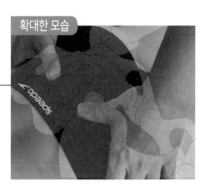

1 선골 후면 정중앙을 광범위하게 만져본다.

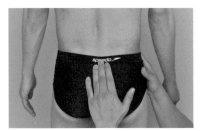

천골 후면의 정중앙 부분에 손바닥을 대고 광범위하게 만져 보면 결절 모양으로 부풀어 오른 곳을 3~4군데 정도 확인할 수 있다.

2 부풀어 오른 곳을 손가락으로 짚어 나간다.

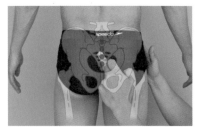

손바닥으로 엉치뼈 가운데 세로 부분의 부푼 곳을 확인한 후 실제 위치를 손가락으로 더듬으면서 확인한다.

1 천골 후면의 정중앙을 광범위하게 만져본다.

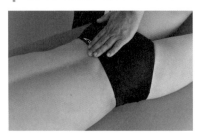

환자를 엎드려 눕게 해도 선 자세와 같은 요령으로 촉진할 수 있다. 천골 후면의 정중앙에 손바닥을 대고 광범위하게 만져 보면서 결절 모양의 탄력성을 확인한다.

2 부풀어 오른 곳을 손가락으로 짚어 나간다.

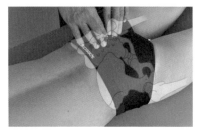

세로로 늘어선 천골능을 제2~5손가락으로 만져보고 있다.

1 정중앙에 있는 천골능을 아래로 짚어 나간다.

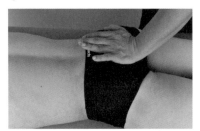

환자는 엎드려 눕는다. 정중앙에 있는 천골능의 위치를 확인 하고, 그 손을 그대로 아래로 움직여 짚어 나간다.

2 미골 선단에 손가락을 댄다.

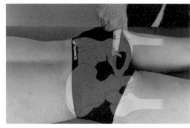

손바닥으로 미골의 끝을 느꼈으면 손끝으로 실제 부분을 만 져본다.

좌골 결절(입위)의 촉진 순서

1 둔부의 아래쪽을 들어 올린다.

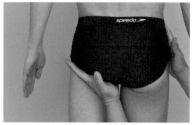

입위에 따른 좌골 결절을 촉진하는 모습이다. 손바닥을 사용해 둔부의 아래쪽에서 위쪽으로 들어 올려지도록 압박한다.

2 관골의 아래쪽을 만져본다.

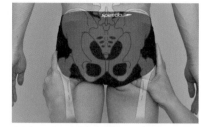

손바닥으로 관골 하단(좌골 결절)을 만져본 후 엄지손가락으로 실제 촉진 부분을 확인한다.

좌골 결절(복와위)의 촉진 순서

1 엎드려 누운 자세로 둔부를 위쪽으로 압박한다.

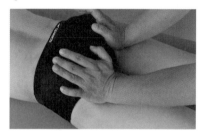

엎드려 누우면 몸이 안정되어 위쪽으로 압박하기 쉽다.

2 좌골을 만져본다.

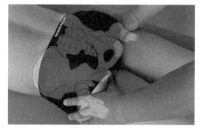

손바닥으로 좌골 결절을 만져본 후 엄지손가락으로 실제 촉진 부분을 확인한다.

---

column 골반의 움직임

골반은 천골(엉치등뼈 5개의 결합체)과 관골(치골, 좌골, 장골의 결합체)로 구성되어 있다. 천골과 관골을 연결하는 관절을 '천장 관절'이라고 하며, 주위에는 강한 인대가 부착되어 있다. 이 때문에 관절 운동을 수반하지는 않지만, 출산의 기능을 가진 여성의 골반은 여성 호르몬의 영향으로 관절 주위의 인대와 근육이 부드러워지고 관절이 움직이기도 쉬워진다.

반면, 평소 골반의 관절이 어긋나기 쉬울 수 있는데, 출산 후 요통도 이러한 특징과 관계가 있다. 남성은 여성보다 쉽게 어긋나지 않는다고 하지만, 절대 어긋나지 않는 것은 아니다. 골반이 어긋나면 골반이 비뚤어져 정체 시술(지압이나 안마로 척추뼈를 바르게 하거나 몸의 상태를 좋게 하는 시술) 대상이 된다.

관절

천장 관절

Sacroiliac joint

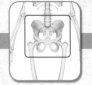

천골과 장골을 연결하는 관절을 말한다. 앞쪽의 전천장 인대, 뒤쪽의 골간 천장 인대·후천장 인대 등으로 단단하게 연결되어 있어 가동범위가 좁다.

관련 있는 뼈

관골(장골, 치골, 좌골), 천골, 미골

근접하는 주요 근육 · 인대

근육 장골근, 대둔근, 중둔근, 소둔근, 대퇴 근막 장근, 이상근, 봉공근, 대퇴 직근
인대 전천장 인대, 후천장 인대

앞면

천장 관절
골반의 뼈인 천골과 장골을 연결하는 관절로, 주위의 인대가 견고하게 연결되어 있다. 척추의 근원에 위치하고, 가동범위는 3~5mm로 매우 좁다.

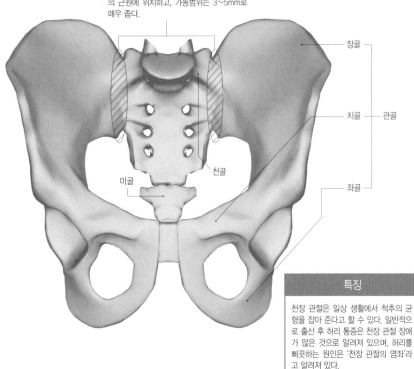

장골

치골 ── 관골

천골

미골

좌골

특징

천장 관절은 일상 생활에서 척추의 균형을 잡아 준다고 할 수 있다. 일반적으로 출산 후 허리 통증은 천장 관절 장애가 많은 것으로 알려져 있으며, 허리를 삐끗하는 원인은 '천장 관절의 염좌'라고 알려져 있다.

1

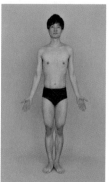

바로 누워 편안한 자세를
취하게 한다.

환자는 바로 눕고 촉진자는
뒤쪽에 위치한다.

2 후상장골극의 위치를 확인한다.

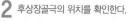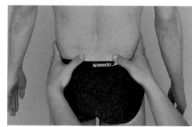

후상장골극이 만져지면, 그 하내 측에 위치한 천장 관절면을
확인한다.

3 천장 관절을 만져본다.

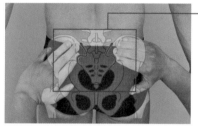

확대한 모습

천골의 천장 관절면은 후상장골극에서 후하장골극에 이르는
안쪽에서 만질 수 있다.

1 후상장골극의 위치를 확인한다.

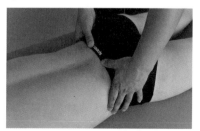

환자를 엎드리게 하고 바로 누운 입위와 같은 요령으로 후상
장골극의 위치를 확인한다.

2 천장 관절을 만져본다.

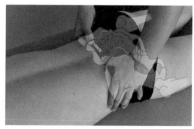

후상장골극에서 하방에 있는 후하장골극에 엄지손가락으로
짚어 나갈 때 장골 안쪽에 닿는 부분(엄지손가락 끝이 닿는
부분)이 천장 관절이다.

관절

고관절

Hip joint

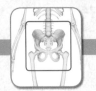

대퇴골 상단의 골두가 골반 비구에 꼭 끼이듯이 형성되어 있는 관절을 말한다. 정상적인 고관절은 전후·좌우·회선의 움직임이 원활하다.

관련 있는 뼈

관골(장골, 치골, 좌골), 천골, 미골, 척추

근접하는 주요 근육 인대

근육 봉공근, 대퇴 근막 장근, 대퇴 직근, 대둔근, 중둔근, 소둔근, 햄스트링(대퇴 이두근, 반건양근, 반막양근), 심층 외선 6근(외폐쇄근, 내폐쇄근, 대퇴 방형근, 이상근, 위쌍둥이근, 아래쌍둥이근), 내전근군(대 내전근, 장 내전근, 단 내전근, 치골근, 박근)
인대 장강인대

앞면

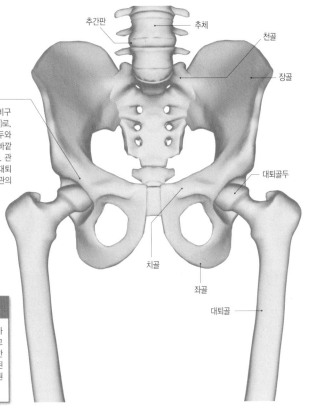

추간판
추체
천골
장골
대퇴골두
치골
좌골
대퇴골

고관절
둥근 대퇴골두와 밥그릇 모양의 비구로 이루어져 있는 구관절(구상 관절)로, 보행상 매우 중요한 관절이다. 골두와 비구 사이는 관절낭에 덮여 있고, 바깥쪽은 강인한 인대로 보강되어 있다. 관절낭 안에서도 대퇴골두 인대가 대퇴골과 비구를 잇고 있으며, 주로 혈관의 통로이다.

특징

정상적인 고관절에서는 비구가 골두의 약 5분의 4를 둘러싸고 있다. 임신과 출산에 따른 급격한 체중 증가, 과도한 운동, 잘못된 걸음 걸이 등은 고관절 통증의 원인이 되기 쉽다.

1 고관절을 굴곡 외전시킨다.

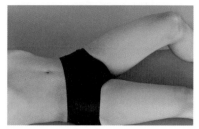

바로 누운 후 고관절과 무릎 관절을 굴곡 외전시켜 쉽게 만질
수 있는 자세를 만든다.

2 다리 연결 면을 만져본다.

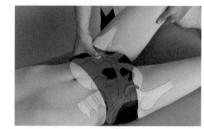

대퇴골두와 비구의 연결 면을 촉진한다. 그 주위를 두꺼운 인
대가 보강하고 있어 만져보기 어렵지만, 대퇴 동맥을 지나치
게 압박하지 않도록 주의해야 한다.

Athletics Column

고관절의 가동범위 – 1

고관절은 대퇴골두를 볼록면, 비구를 오목면으로 하는 구관절 중 하나이지만, 연결 부분이 깊이 빗나가기 어려운 구
조를 하고 있어 '구상 관절(다축성)'이라고 불린다. 탈구 등이 잘 일어나지 않지만, 가동범위는 제한된다.

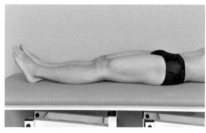

1 기본자세
바로 누운 상태(앙와위)로,
다리는 무릎 신전 자세를 취한다.

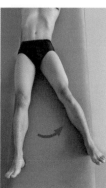

2 외전
다리를 벌린다. 능동 관절
가동범위는 약 45도이다.

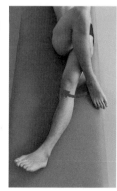

3 내전
다리를 안으로 접는다.
능동 관절 가동범위는
약 20도이다.

골반대의 인대

Pelvic girdle ligament

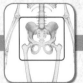

골반대의 관절 가동범위는 작지만, 체간이나 하지의 움직임에 따른 미묘한 움직임이 필요하다. 이를 길고 짧은 몇 개의 인대가 견고하게 받치고 있다.

관련 있는 뼈

관골(장골, 치골, 좌골), 천골, 미골, 천장 관절

근접하는 주요 근육

근육 봉공근, 대퇴 근막 장근, 대퇴 직근, 대둔근, 중둔근, 소둔근, 햄스트링(대퇴 이두근, 반건양근, 반막양근), 심층 외선 6근(외폐쇄근, 내폐쇄근, 대퇴 방형근, 이상근, 위쌍 둥이근, 아래쌍둥이근), 내전근군(대 내전근, 장 내전근, 단 내전근, 치골근, 박근)

앞면

장골
천골
미골
치골
좌골

배측

후천장 인대
천장 조면의 후부 및 천골능 바깥에서 장골의 천골면에 이르는 인대를 말한다. 심층은 골간 천장인대가 계속되는 것으로도 볼 수 있으며, 약간 비스듬히 주행한다. 표층은 외측 천골능의 하부(제3선추 이하)에서 수직에 가깝게 외상방을 지나 주로 후상장골능에 이르는데, 외측의 섬유는 천골 결절 인대와 섞인다.

천극 인대
좌골극에서 나와 천골 결절 인대와 앞면에서 교차하고 내후방으로 나가 퍼지면서 천골 하부 및 미골의 외측연에 붙어 있는 삼각형 모양의 얇은 인대를 말한다. 천골 결절 인대와 함께 대좌골공과 소좌골공을 만든다.

천골 결절 인대
좌골 결절에서 내상방으로 부채꼴로 방산해 후하장골극, 천골 하반부의 외측연, 미골에 붙어 있는 강인한 인대를 말한다. 심층에서 천극 인대와의 사이를 음부 신경, 내음부 동정맥이 지나간다. 배면은 대둔근(심부)이 시작된다.

특징

천극 인대는 천골 결절 인대와 구별하기 어렵지만, 천골 결절 인대는 천극 인대보다 강하고 길다는 특징이 있다.

서혜 인대
전상장골극과 치골 결절 사이를 잇는 인대를 말한다. 주로 천장 관절 앞면의 결합을 보강한다. 서혜 인대의 중앙 아래로는 대퇴 동맥이 지나간다.

1 바로 누워 편안한 자세를 취하게 한다.

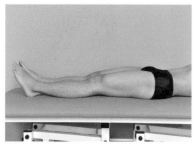

환자는 바로 눕는다.

2 전상장골극의 위치를 확인한다.

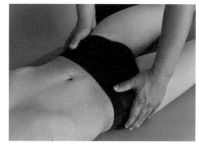

서혜 인대의 한쪽 끝에 위치한 전상장골극을 확인한다.

3 치골 결절의 위치를 확인한다.

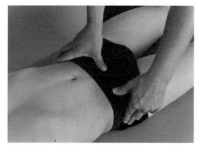

전상장골극 위치를 만져보면서 다른 쪽 끝의 치골 결절을 만져본다.

4 두 부분을 연결하는 섬유를 만져본다.

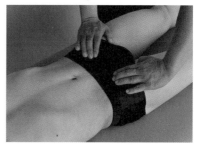

전상장골극에서 치골 결절 사이, 두측에서 미측을 향해 손가락을 끌면 섬유의 주행을 확인하기 쉽다.

5 서혜 인대를 촉진한다.

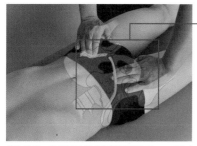

확대한 모습

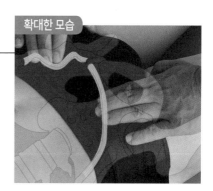

서혜 인대는 외복사근의 정지건막이 발달한 것으로, 외복사근 가장 하단의 경계를 이룬다.

1 옆으로 누워 편안한 자세를 취하게 한다.

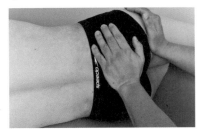

환자는 옆으로 눕는다.

2 천골과 좌골 결절을 확인한다.

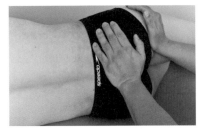

고관절을 외전, 내선 자세에서 양손으로 각각 좌골 결절과 천골을 만져본다.

3 두 부분을 연결하는 섬유를 만져본다.

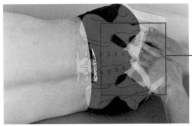

좌골 결절에서 천골로 향하는 길고 강인한 섬유가 천골 결절 인대이다. 좌골 결절 안쪽에서 섬유의 주행에 직교시키면서 만져본다.

확대한 모습

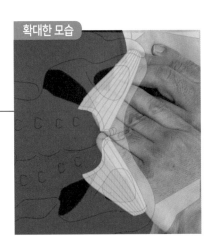

1 천골과 미골의 위치를 확인한다.

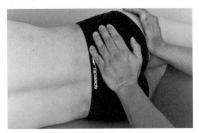

천극 인대가 붙어 있는 천골과 미골의 외측연을 확인한다.

2 두 부분을 연결하는 섬유를 만져본다.

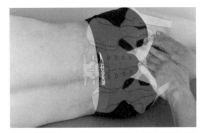

천골과 좌골극에 끼인 인대를 미측에서 두측을 향하여 섬유의 주행에 직교시키면서 만져본다.

1 후상장골극과 외측천골능을 확인한다.

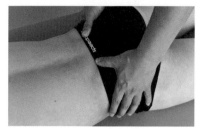

후천장 인대는 천장 관절의 관절낭을 보강하는 인대 중 하나이다. 후천장골극에서 외측천골능에 걸쳐 주행한다.

2 섬유의 주행에 직교시키면서 만져본다.

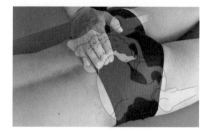

인대 섬유의 주행에 직교해 천골 쪽에서 장골 쪽을 향하여 짚어 나간다.

column 고관절과 골반 장애

대표적인 고관절 장애의 변형성 고관절증

다리의 움직임에 영향을 미치는 고관절 이상은 연령과 관계없이 발생하기 쉬우므로 주의해야 한다. 대표적인 예는 변형성 고관절증이다.

변형성 고관절증은 관절 연골의 변성에서부터 연골의 마모, 골두나 구개의 변형으로 진행되는 것이 특징이다. 정상적인 형태의 고관절에 발생하는 것을 '일차성 변형성 고관절증'이라고 한다. 이 증상이 진행되면 고관절 통증이나 가동범위의 제한 등이 있을 수 있다.

| 정상 고관절 | 변형성 고관절 |

골반

대퇴골

변형성 고관절증으로 인한 보행 이상

변형성 고관절증에 따른 보행 이상으로는 트렌델렌버그 징후(Trendelenburg Sign)와 뒤셴(Duchenne) 보행이 있다. 정상적인 보행 시에는 지지하는 다리(접지하고 있는 쪽의 다리) 측의 중둔근과 소둔근이 골반을 안정시키도록 움직이지만, 트렌델렌버그 징후가 있을 때는 공중에 떠는 있는 쪽 다리의 골반이 한쪽으로 떨어진다. 그 이유는 지지하는 다리 쪽의 근력에 저하한 중둔근을 보강하는 역할이 생기기 때문이다. 뒤셴 보행 때는 고관절 외전근 부전으로 인해 지지하는 다리 쪽으로 무게중심이 이동해 환측으로 체간이 기울어지는 증상이 나타난다. 또한 건지에 대해 환지 쪽이 짧아지는 증상이 발생할 수 있는데, 이에 따라 내반슬(오다리), 외반슬(X자 다리)과 같은 변형이 생긴다. 이러한 증상의 원인으로는 좌우 무릎 관절 부담의 불균형 등을 들 수 있다.

대퇴골

Thigh bone

대퇴골은 양다리 근위부를 구성하는 장골로, 근위단, 대퇴골체, 원위단으로 구성되는데, 사람의 뼈 중에서는 길이, 무게 모두 최대이다.

관련 있는 뼈

장골, 슬개골, 경골, 비골

주요 근육의 시작과 끝

시작 중간 광근, 외측 광근, 내측 광근, 대퇴 이두근, 비복근, 족저근, 슬와근

끝 장요근, 대퇴 근막 장근, 대둔근, 중둔근, 소둔근, 심층 외선 6근(외폐쇄근, 내폐쇄근, 대퇴 방형근, 이상근, 위쌍동이근, 아래쌍동이근), 대 내전근, 장 내전근, 단 내전근, 치골근, 반막양근, 비복근

왼쪽 앞면

대퇴골두
대퇴골 상단에서 안쪽 상방으로 돌출된 구형(球形) 관절면을 말한다. 골반의 비구와 연결되어 고관절을 형성한다. 안쪽 중앙의 하부에는 '비구와'라는 약간 우묵한 부분이 있고 원형 인대가 붙어 있다.

대전자
대퇴골 근위단 중 외측에 있는 돌출 부분을 말한다. 외측면에서 슬관절의 신전을 행하는 외측 광근의 일부가 시작되고, 고관절을 움직이는 중둔근, 소둔근, 이상근이 끝난다.

대퇴골경

대퇴골

소전자

특징

대퇴골의 앞면은 매끄럽지만, 후면은 중앙부에 세로 융선이 지나가고 많은 근육이 부착되어 있다. 폭이 넓은 하단에는 내측과, 외측과의 돌기에 여러 강인한 인대가 있어 슬관절을 보강한다.

내전근 결절
내측 상과의 상방, 내측연의 하단에 있는 날카로운 돌기를 말한다. 대 내전근(햄스트링부)의 힘줄이 끝난다.

대퇴골 내측 상과
내측과의 내측면 상단에 돌출해 있는 작은 융기를 말한다. 비복근(내측두)이 시작되고, 대 내전근(햄스트링부)이 끝난다.

대퇴골 외측 상과
외측과의 외측 상단에 돌출해 있는 작은 융기를 말한다. 슬와근, 비복근(외측두), 족저근이 시작되고 외측 측부 인대가 부착되어 있다.

대퇴골 내측과
대퇴골 원위의 안쪽에 있는 두툼한 부분을 말한다. 외측과보다 돌출이 크고, 경골의 내측과와 대퇴 경골 관절(슬관절)을 구성한다. 전방 십자 인대가 부착되어 있다.

대퇴골 외측과
대퇴골 원위의 바깥에 있는 두꺼운 부분을 말한다. 경골의 외측과와 대퇴 경골 관절(무릎 관절)을 구성한다. 후방 십자 인대가 부착되어 있고, 반막양근의 일부가 끝난다.

1 얼굴을 위로 향하고 편안한 자세로 눕는다.

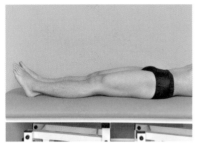

환자는 바로 눕는다.

2 전상방 장골극에서 서혜 인대를 찾는다.

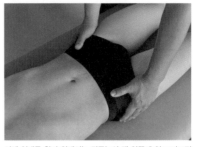

서혜 인대를 찾기 위해서는 장골능의 맨 앞쪽에 있고 비교적 쉽게 만질 수 있는 전상방 장골극을 확인해야 한다.

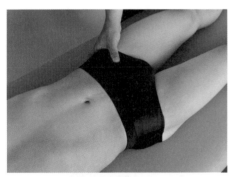

3 대퇴골두에 손을 댄다.

서혜 인대, 장 내전근, 봉공근에 둘러싸인 대퇴 삼각(스칼파 삼각)의 안쪽 대퇴골두에 손을 댄다. 고관절을 과잉 신전시키면 쉽게 만질 수 있다.

확대한 모습

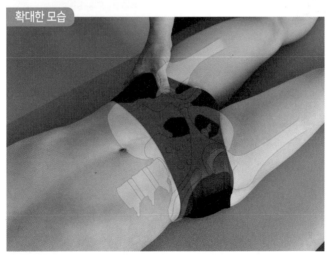

1 대퇴골과 골반의 연결 부근에 손을 대 본다.

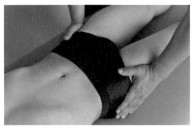

좌우 대퇴골과 골반의 연결 부근을 넓게 손으로 만져 돌출부를 감지한다.

2 크게 돌출된 부분을 확인한다.

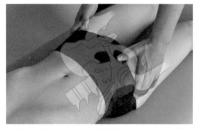

고관절의 중간쯤에서 대퇴 외측부로부터 가장 크게 돌출된 부분이 대전자이다. 고관절을 굴곡으로 하면 쉽게 만질 수 있다.

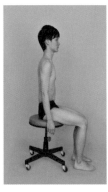

1 편안한 자세로 앉게 한다.

환자를 의자에 앉게 한다.

2 슬개골의 안쪽을 촉진한다.

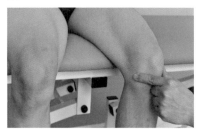

무릎을 90도 정도 굴곡하고 슬개골의 바로 안쪽을 만져본다. 검지손가락으로 가리킨 곳이 대퇴골 내측과의 위치이다.

3 대퇴골 내측과를 촉지한다.

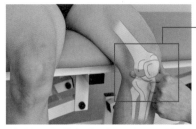

내측과의 특징은 외측과보다 폭이 좁고 앞쪽으로 길다는 것이다. 슬개골 위쪽 부분에서 경골 대퇴 관절부에 이르는 날카로운 내측연을 따라 촉진할 수 있다.

확대한 모습

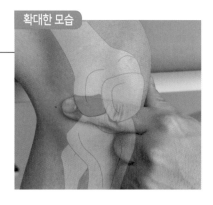

고관절의 가동범위 – 2

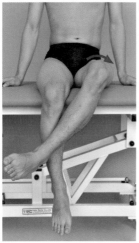
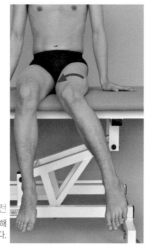

1 외회전
(무릎 관절 굴곡 정도)
대퇴를 회전축으로 해
다리를 바깥으로 회선한다.

2 내회전
대퇴를 회전축으로 해
다리를 안으로 회선한다.

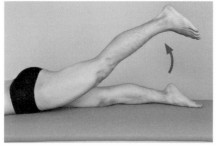

3 신전
다리를 정권에서 뒤쪽으로 흔든다. 능동 관절 가동범위는 약 15도이다.

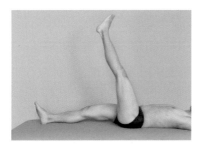
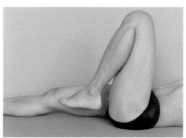

4 굴곡(슬신전위)
앙와위. 무릎 신전 상태에서 다리를 들어 올린다.

5 굴곡
다리를 들어 올린다.
능동 관절 가동범위는 약 135도이다.

1 내측과 내측면의 돌출 여부를 확인한다.

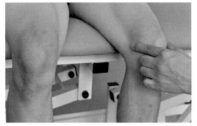

무릎을 90도 굴곡 상태로 해서 경골(정강뼈)의 경계를 확인한다.

2 대퇴골 내측 상과를 촉지한다.

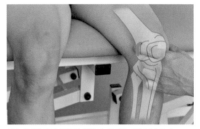

내측과 내측면의 돌출된 부분이 대퇴골 내측 상과이다.

1 대퇴골 내측 상과의 뒤쪽을 만져본다.

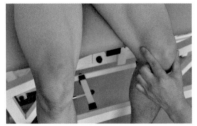

무릎을 90도인 굴곡 상태로 대퇴골 내측 상과에서 내측면 후방으로 검지손가락을 짚어 나가면서 내측 광근과 햄스트링(허벅지 뒤쪽 근육) 사이를 만져본다.

2 근구 원위부의 돌출 부분을 만져본다.

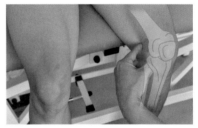

위에서 아래로 짚어 나가다 보면 근구 원위부에 돌출돼 있는 내전근 결절을 확인할 수 있다.

1 슬개골의 바깥쪽을 만져본다.

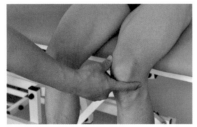

무릎이 90도인 굴곡 상태에서 슬개골의 바로 바깥쪽을 만져본다.

2 대퇴골 외측과를 촉지한다.

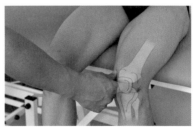

대퇴골 외측과는 슬개골이 넓게 감싸고 있기 때문에 촉진 범위가 좁다. 무릎 관절을 90도 이상 굴곡을 주면 외측과의 관절면을 쉽게 만질 수 있다.

1 대퇴골의 외측 상과에서 후방으로 짚어 나간다.

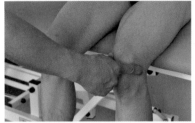

무릎을 90도 굴곡 상태로 한 후 대퇴골 외측과에서 촉진하는 손가락을 외측면 후방으로 짚어 나간다. 위쪽 돌출부를 만져본다.

2 대퇴골 외측 상과를 촉지한다.

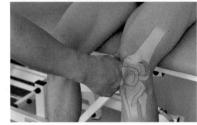

외측 상과는 내측 상과에 비해 돌출이 완만하고 작은 것이 특징이다.

---

column 대표적인 골절 부분과 치료 기간

골절된 뼈가 치료되기까지 걸리는 기간

골절 후 진찰을 받으면 의사들은 완치되기까지 얼마나 걸리는지 말해 준다. 골절 부위가 쇄골이라면 4주, 전완이라면 5주, 대퇴골이라면 8주, 이런 식으로 뼈 부위에 따라 뼈가 붙기까지 걸리는 기간이 있기 때문이다. 하지만 이는 가장 짧게 걸리는 경우의 기준으로, 영양 상태 악화나 다른 병이 있으면 더 오래 걸리는 경우도 있다. 혈관이나 혈류의 상태, 부러진 곳이 감염증을 일으킨 경우에도 달라지고, 나이에 따라서도 달라진다. 일반적으로 나이가 많을수록 골절 부분이 완치하는 데 걸리는 기간이 길다.

상완골경부	7주	상완골본체	6주
전완	5주	손가락뼈(지골)	2주
쇄골	4주	늑골	3주
대퇴골 경부	12주	대퇴골 본체	8주
정강이 뼈	8주		

골절에서 치료까지의 흐름

골절된 뼈 주위는 혈관이 손상되어 출혈하고 뼈의 세포도 죽어버린다. 골절 직후의 이런 상태를 '염증기'라고 한다. 골절된 부분은 붓고 심한 통증을 동반한다. 그리고 염증이 가라앉으면 골절된 부분에 임시 뼈로 불리는 불완전한 뼈조직이 생기기 시작한다. 이 시기가 '회복기'이다. 불완전한 뼈조직을 엑스레이로 촬영해 보면 흰빛을 띤다. 그 후 임시 뼈가 사라지기 시작하는 시기가 '재조형기'이며, 골절 부분을 엑스레이로 촬영해 보면 흰색 선이 보이는 경우가 많다(골절선). 완치되어 가면서 골절선은 사라지고 뼈 안도 재생되어 간다. 하지만 드물게 뼈가 잘 붙지 않아 시간이 더 걸리기도 한다. 이때 골절 부분은 마치 관절이 있는 듯한 상태인데, 이 부분은 '가관절', '골유합 부전'이라고 한다.

하퇴골

Lower leg bone

하퇴를 구성하는 것은 안쪽에 있는 장골인 경골, 바깥에 있는 가느다란 장골인 비골, 무릎 앞부분에 있는 부채꼴의 슬개골이다. 경골은 대퇴골 다음으로 길다.

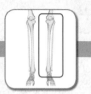

관련 있는 뼈

슬개골, 경골, 비골

주요 근육의 시작과 끝

시작 가자미근, 전 경골근, 후 경골근, 장 비골근, 단 비골근, 제3비골근, 장 지신근, 장 지굴근

끝 대퇴 사두근, 대퇴 이두근, 대퇴 근막 장근, 반건양근, 반막양근, 슬와근, 박근, 대퇴 직근, 중간 광근, 외측 광근, 내측 광근, 봉공근

왼쪽 앞면

경골 내측과
경골의 상단에서 안으로 뻗어 있는 부분을 말한다. 내측 측부 인대가 부착되어 있고, 반막양근이 끝난다.

경골 조면
경골 전연 상단에서 결절상으로 융기한 부분을 말한다. 조면 상부의 약간 평활한 곳에는 대퇴 사두근(중간 광근, 내측 광근, 외측 광근, 대퇴 직근)의 정지건인 슬개 인대가 끝난다. 조면의 안쪽에는 봉공근, 박근, 반건양근이 끝난다.

내과
경골 하단의 안쪽 방면에 있는 큰 돌기로, 일반적으로 '안쪽 복사(발회목)의 안쪽에 튀어나온 정강뼈의 한 부분'라고 불리는 곳을 말한다. 돌출은 피하에서 촉지하기 쉽다. 삼각 인대가 부착되어 있다.

경골 외측과
상단에서 외측으로 뻗어 있는 부분을 말한다. 장경 인대, 외측 측부 인대가 부착되어 있다. 장 지신근의 일부가 시작되고, 대퇴 근막근이 끝난다.

비골두
비골 상단의 볼록한 부분을 말한다. 후면에서 가자미근의 일부가 시작된다. 이 부근을 총경골 신경이 주행한다.

경골두

경골

비골

외과
비골 하단의 외측에 있는 큰 돌기로, 일반적으로 '외복사(발회목) 바깥쪽에 뼈가 돌출된 부분'라고 불린다. 돌출은 피하에서 촉지하기 쉽다. 선단은 후하방을 향해 있다. 종비 인대, 전방 거비 인대, 후방 거비 인대가 부착되어 있다.

특징

하퇴의 중심이 되는 경골은 대퇴골 다음으로 길고, 단면은 삼각기둥 모양이다. 하퇴의 바깥쪽에 있는 비골은 경골과 평행하지만, 경골보다 가늘고 대퇴골과는 직접 연결되어 있지 않다.

1

앉아서 편안한 자세를
취하게 한다.

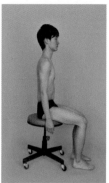

환자는 의자에 앉는다.

2 슬개골 원위(遠位)를 짚어 나간다.

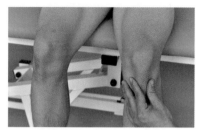

슬개골을 엄지손가락과 검지손가락으로 양쪽에 끼고, 넓은
범위를 만져보면서 좀 떨어진 부위로 짚어 나간다.

3 경골 전연의 융기를 만져본다.

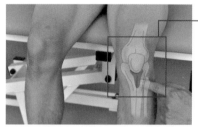

경골 전연의 상단, 다소 바깥쪽에 만져지는 직사각형의 융기
가 경골 조면이다. 슬개 인대 원위를 짚어 나가다 보면 인대
가 경골 조면에 부착되어 있다는 것을 알 수 있다.

확대한 모습

1 슬관절 안쪽의 열극을 찾는다.

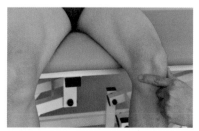

무릎 관절의 경골 부근 안쪽에 있는 열극(관절의 빈틈, 파단
면)을 검지손가락으로 확인한다.

2 무릎 관절 열극 바로 아래에 있는 안쪽의 돌출
부분을 만져본다.

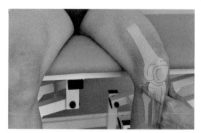

무릎 관절 열극 바로 아래에 있는 안쪽의 돌출 부분이 내측과
이다. 내측 측부 인대가 부착되어 있다.

경골 외측과의 촉진 순서

1 무릎 관절 외측의 열극을 찾는다.

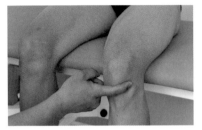

무릎 관절 경골 부근의 열극을 검지손가락으로 확인한다.

2 관절 열극 바깥쪽의 돌출 부분을 만져본다.

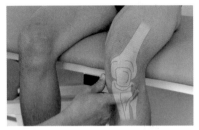

무릎 관절 열극 바로 아래에 있는 바깥쪽 돌출 부분이 외측과 이다. 장경 인대 외측 측부 인대가 부착되어 있다.

비골두의 촉진 순서

1 대퇴골 외측과를 하후방으로 짚어 나간다.

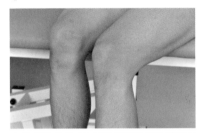

검지손가락을 대퇴골 외측과에서 하후방으로 관절 열극을 넘 으면서 짚어 나간다.

2 비골두의 위치를 확인한다.

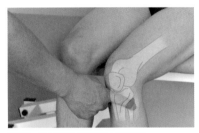

비골두는 경골 조면과 거의 같은 높이에 있다.

발목 내과의 촉진 순서

1 경골 원위단 안쪽에 있는 돌출 부분을 만져본다.

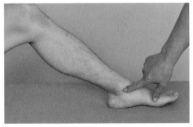

경골의 하단에 돌출된 부분이 내과이다. 외과보다 융기가 넓 고 약간 앞쪽에 있다.

2 내과를 촉지한다.

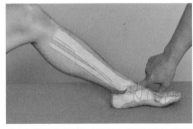

내과의 전연을 확인하려면 수동적으로 족관골 저굴과 배굴을 실시해 내과와 거골과의 열극 부분을 만져보면서 짚어 나가 는 것이 좋다.

1 바로 누워 편안한 자세를 취하게 한다.

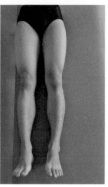

환자는 바로 눕는다.

2 비골 원위단 바깥쪽의 돌출 부분을 만져본다.

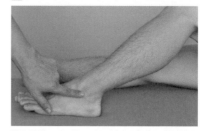

한쪽 무릎을 굽혀 세우고 비골 하단의 돌출된 부분(외과)을 확인한다. 내과보다 뒤쪽에서 원위까지 돌출된 점이 특징이다.

3 외과의 전연을 확인한다.

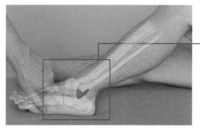

외과의 전연을 확인하려면 수동적으로 족관골 저굴과 배굴을 실시해 내과와 거골과의 열극 부분을 만져보면서 짚어 나가는 것이 좋다.

확대한 모습

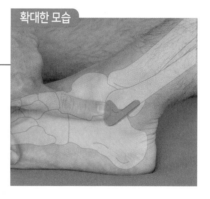

---

column 점퍼 무릎

　점퍼 무릎은 무릎의 신전 부위 중 주로 슬개골을 중심으로 한 동통성 질환을 말한다. 점프나 러닝의 움직임을 반복하면서 무릎 관절이 스트레스를 받아 생긴다.

　구체적으로는 점프나 달리기 같은 운동 동작에서 대퇴 사두근이 반복적으로 수축할 때 생기는 신장 스트레스이다. 내적 요인으로는 대퇴 사두근이나 햄스트링의 단축, 족관골의 배굴 제한 등이 있다.

　염증 증상이 강할 때는 냉찜질을 하고 안정을 취하는 것이 좋다. 염증이 가라앉았으면 온열 요법이나 초음파 요법 등을 시행한다. 심한 통증이 지나가면 대퇴 사두근이나 햄스트링 부위를 스트래칭해 준다.

슬관절(무릎 관절)

Knee joint

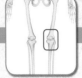

넓은 의미의 슬관절은 좁은 의미의 슬관절인 경골 대퇴 관절에 슬개 대퇴 관절, 상경비 관절을 더한 복관절로 구성되어 있다.

관련 있는 뼈

대퇴골, 슬개골, 경골, 비골

근접하는 주요 근육·인대

근육 대퇴 사두근, 대퇴 이두근, 반건양근, 반막양근, 슬와근, 박근, 대퇴 직근, 중간 광근, 외측 광근, 내측 광근, 봉공근

인대 슬개 인대, 슬횡 인대, 외측 측부 인대, 내측 측부 인대, 전방 십자 인대, 후방 십자 인대

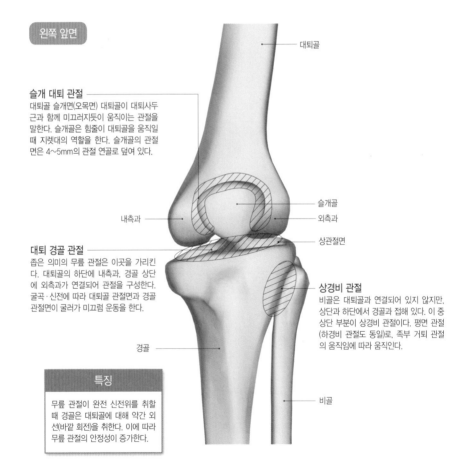

왼쪽 앞면

슬개 대퇴 관절
대퇴골 슬개면(오목면) 대퇴골이 대퇴사두근과 함께 미끄러지듯이 움직이는 관절을 말한다. 슬개골은 힘줄이 대퇴골을 움직일때 지렛대의 역할을 한다. 슬개골의 관절면은 4~5mm의 관절 연골로 덮여 있다.

대퇴 경골 관절
좁은 의미의 무릎 관절은 이곳을 가리킨다. 대퇴골의 하단에 내측과, 경골 상단에 외측과가 연결되어 관절을 구성한다. 굴곡·신전에 따라 대퇴골 관절면과 경골 관절면이 굴러가 미끄럼 운동을 한다.

- 대퇴골
- 슬개골
- 외측과
- 상관절면
- 내측과
- 경골

상경비 관절
비골은 대퇴골과 연결되어 있지 않지만, 상단과 하단에서 경골과 접해 있다. 이 중 상단 부분이 상경비 관절이다. 평면 관절(하경비 관절도 동일)로, 족부 거퇴 관절의 움직임에 따라 움직인다.

- 비골

특징

무릎 관절이 완전 신전위를 취할 때 경골은 대퇴골에 대해 약간 외선(바깥 회전)을 취한다. 이에 따라 무릎 관절의 안정성이 증가한다.

대퇴 경골 관절의 촉진 순서

1 슬개 인대를 살핀다.

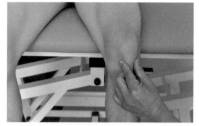

무릎 관절을 굴곡시켜 슬개 인대를 찾는다.

2 관절 열극을 앞에서부터 뒤로 짚어 나간다.

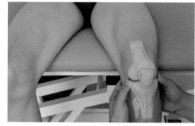

양손 엄지손가락으로 슬개 인대 양측 우묵한 곳을 끼우듯이
하고, 관절 열극을 앞에서 뒤를 향해 수평으로 짚어 나간다.

상경비 관절의 촉진 순서

1 비골두를 앞뒤로 쥔다.

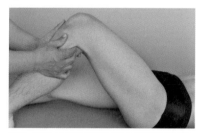

환자는 바로 누워 무릎을 굽힌다. 경골의 외측과와 접해 있는
비골의 상단(비골두)을 앞뒤로 쥔다.

2 관절의 움직임을 확인한다.

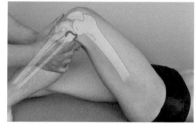

경골 외측과와 비골두를 잇는 관절면과 가동범위가 작다.

---

column 무릎 관절의 잠김 기전

무릎 관절은 무릎을 완전히 폈을 때나 체중을 지지하고 섰을 때 무릎을 안정화시키는 구조로 이루어져 있다. 바로
위아래가 완전히 맞물리는 잠김 기전이다.

무릎 관절의 잠김 기전은 대퇴골과 경골 내측과의 형상에 따른 외측과 방면으로 끌어당기는 형태와 전방 십자 인대
및 대퇴 사두근에 의해 바깥쪽 방면으로 끌어당기는 형태로 이뤄진다. 굴곡 상태에서 무릎을 펼 때는 경골이 대퇴골에
대해 약 10도 정도 외선 운동을 일으키는데, 이것이 나사를 조이는 듯한 형태가 되기 때문에 선 자세의 안정성을 높이
는 역할을 한다. 일명 '나사 회전 운동(Screw home movement)'이라고 불리는 이유도 이 움직임의 특징 때문이다. 참
고로 신전이나 굴곡 상태에서는 2~20도의 범위에서 역운동이 일어난다.

1 신전 상태에서 슬개골을 만져본다.

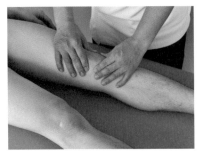

슬개골은 굴곡 시에 대퇴골 관절면에 고정되어 신전 시에 이동성이 높아진다. 이 때문에 슬개골은 신전 시 가장 쉽게 만질 수 있다.

2 슬개 대퇴 관절을 촉지한다.

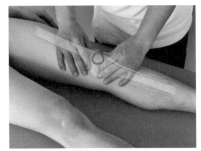

슬개골은 모퉁이가 둥근 삼각형 뼈로, 대퇴골과 관절을 구성하고, 무릎의 앞면을 보호한다.

3 슬개골의 움직임을 확인한다(정위 → 외측).

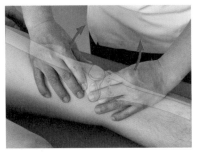

슬개골을 바깥으로 움직였을 때 자유롭게 움직이는지 확인한다.

4 슬개골의 움직임을 확인한다(정위 → 내측).

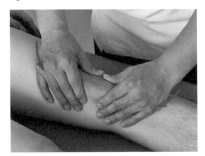

슬개골을 안으로 움직였을 때 자유롭게 움직이는지 확인한다.

5 슬개골의 움직임을 확인한다(정위 → 하방).

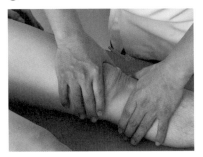

슬개골을 아래로 움직였을 때 자유롭게 움직이는지 확인한다.

6 슬개골의 움직임을 확인한다(정위 → 상방).

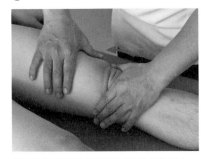

슬개골을 위로 움직였을 때 자유롭게 움직이는지 확인한다.

7 슬개골의 움직임을 확인한다(정위 → 외회전)

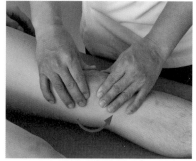

슬개골을 외회전했을 때 자유롭게 움직이는지 확인한다.

8 슬개골의 움직임을 확인한다(정위 → 내회전)

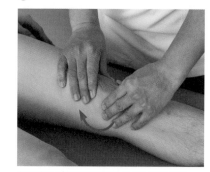

슬개골을 내회전했을 때 자유롭게 움직이는지 확인한다.

Athletics Column

무릎 관절의 가동범위

무릎 관절은 신체 중 가장 큰 관절로, 굴곡의 가동범위가 넓다. 굴곡 시 정상 가동범위는 130도이지만, 정좌 자세를 취할 때는 140~150도이다. 긴 지렛대의 지점에 있고, 주위에 지방이나 근육량도 적기 때문에 손상을 입기 쉬운 관절인 만큼 충분한 주의가 필요하다.

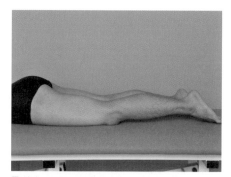

1 신전 무릎을 편다. 능동 관절 가동범위는 약 0도이다.

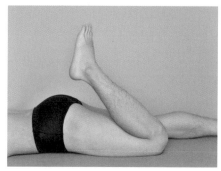

2 굴곡 무릎을 굽힌다. 능동 관절 가동범위는 약 130도이다.

슬관절의 인대

Ligament of the knee joint

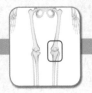

무릎 관절을 덮는 관절낭 안은 활액으로 채워져 있고, 외측은 강인한 힘줄과 인대가 보강하고 있다. 그렇게 해서 불안정한 관절면이 어긋나는 것을 방지하고 있다.

관련 있는 뼈

대퇴골, 경골, 비골, 슬개골

근육 대퇴 사두근, 대퇴 이두근, 반건양근, 반막양근, 슬와근, 박근, 대퇴 직근, 중간 광근, 외측 광근, 내측 광근, 봉공근

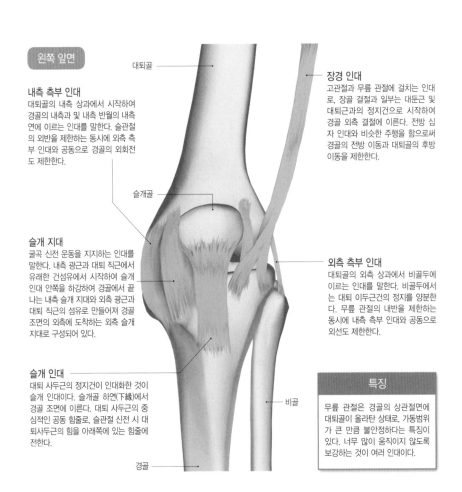

왼쪽 앞면

대퇴골

내측 측부 인대
대퇴골의 내측 상과에서 시작하여 경골의 내측과 및 내측 반월의 내측 연에 이르는 인대를 말한다. 슬관절 의 외반을 제한하는 동시에 외측 측 부 인대와 공동으로 경골의 외회전 도 제한한다.

슬개골

슬개 지대
굴곡 신전 운동을 지지하는 인대를 말한다. 내측 광근과 대퇴 직근에서 유래한 건섬유에서 시작하여 슬개 인대 안쪽을 하강하여 경골에서 끝 나는 내측 슬개 지대와 외측 광근과 대퇴 직근의 섬유로 만들어져 경골 조면의 외측에 도착하는 외측 슬개 지대로 구성되어 있다.

슬개 인대
대퇴 사두근의 정지건이 인대화한 것이 슬개 인대이다. 슬개골 하연(下緣)에서 경골 조면에 이른다. 대퇴 사두근의 중 심적인 공동 힘줄로, 슬관절 신전 시 대 퇴사두근의 힘을 아래쪽에 있는 힘줄에 전한다.

장경 인대
고관절과 무릎 관절에 걸치는 인대 로, 장골 결절과 일부는 대둔근 및 대퇴근과의 정지건으로 시작하여 경골 외측 결절에 이른다. 전방 십 자 인대와 비슷한 주행을 함으로써 경골의 전방 이동과 대퇴골의 후방 이동을 제한한다.

외측 측부 인대
대퇴골의 외측 상과에서 비골두에 이르는 인대를 말한다. 비골두에서 는 대퇴 이두근건의 정지를 양분한 다. 무릎 관절의 내반을 제한하는 동시에 내측 측부 인대와 공동으로 외선도 제한한다.

비골

경골

특징

무릎 관절은 경골의 상관절면에 대퇴골이 올라탄 상태로, 가동범위 가 큰 만큼 불안정하다는 특징이 있다. 너무 많이 움직이지 않도록 보강하는 것이 여러 인대이다.

장경 인대의 촉진 순서

1 바로 눕게 하고 대퇴 하부의 바깥쪽을 만져본다.

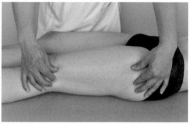

장경 인대는 장골 결절에서 경골 외측 결절까지 주행하는 긴 인대이다. 환자를 바로 눕게 하면 대퇴 하부 외측에서 폭넓게 만질 수 있다.

2 섬유를 따라 인대를 짚어 나간다.

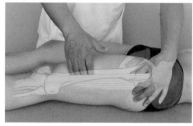

인대 섬유를 따라 짚어 나가다 보면, 길고 두꺼운 근막 띠를 확인할 수 있다.

내측 측부 인대의 촉진 순서

1 바로 누워 편안한 자세를 취하게 한다.

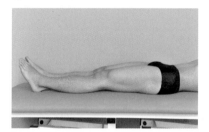

환자는 바로 눕는다.

2 무릎을 신전시켜 촉진한다.

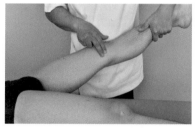

바로 누운 상태(앙와위)에서 무릎을 신전시킨 다음, 대퇴골 내측 상과와 내측 반월상 연골판의 안쪽을 연결하는 인대를 만져본다.

3 무릎을 굴곡시켜 촉진한다.

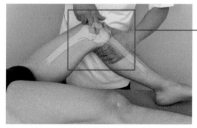

무릎을 굴곡시키면 장경 인대가 이완되어 내측 측부 인대를 쉽게 만질 수 있다.

확대한 모습

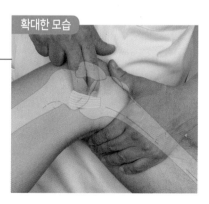

1 무릎을 신전시켜 촉진한다.

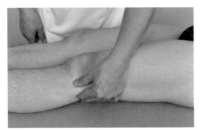

바로 누운 상태(앙와위)에서 무릎을 신전시킨 다음, 대퇴골 외측 상과에서 전과 아래를 향해 주행하는 인대를 만져본다.

2 무릎을 굴곡시켜 촉진한다.

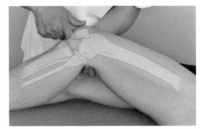

무릎을 굴곡시키면 대퇴골 외측 상과에서 비골두 사이에 뻗어 있는 섬유가 드러난다.

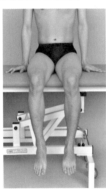

1

앉아서 편안한 자세를 취하게 한다.

환자는 의자에 앉는다.

2 슬개골 하연을 촉진한다.

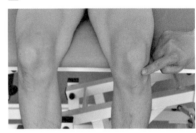

슬개 인대는 슬개골 하연에서 조면에 걸쳐 뻗어 있는 인대이다.

3 슬개 인대를 촉지한다.

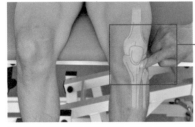

대퇴 사두근 공동 힘줄의 중심을 이루는 강인한 섬유 다발로, 슬개골에 붙어 있는 상단이 폭이 넓고 하부가 가늘다.

확대한 모습

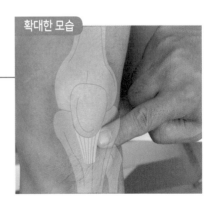

1 슬개골을 바깥으로 움직인다.

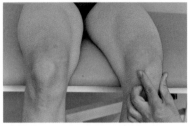

슬개 지대는 슬개 인대의 양측에서 관절낭을 보강하는 강한 종주 섬유 다발이다. 슬개골을 바깥으로 움직이면 내측 슬개 인대가 긴장해서 쉽게 만질 수 있다.

2 안쪽 슬개 지대를 촉진한다.

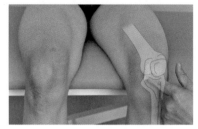

좌우에 있는 슬개 지대 중 안쪽에 있는 것이 내측 슬개 지대이다.

---

column 불행 삼징후

복수의 무릎 관절 인대 손상 발생

운동을 하다 무릎 관절이 손상된 경우 중증화되는 일이 있다. 특히, 무릎 내측 측부 인대, 전방 십자 인대, 내측 반월상 연골판 3곳이 복합적으로 손상된 경우를 '불행 삼징후(Unhappy triad)'라고 하며, 전형적인 증상으로 취급한다. 이와 같은 상태에서는 조기 치료가 필요하다.

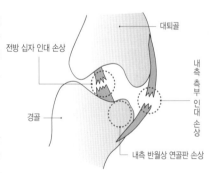

증상 시 격통 수반

무릎 내측 측부 인대 손상은 무릎 관절에 외부에서 강한 힘이 가해져 과대한 외반이나 외회전으로 인해 인대가 손상되는 것을 말한다. 럭비나 미식축구처럼 경기자끼리의 접촉을 수반하는 경기에서 일어나기 쉽다. 전방 십자 인대 손상에서는 무릎 관절의 회선을 제어하는 역할을 하는 전방 십자 인대가 손상된다. 이 경우도 접촉을 수반하는 경기에 많이 발생하지만, 이 밖에도 스키, 배구 등 점프 후 착지를 할 때 다리의 발끝이 외측을 향하고, 무릎이 안으로 들어가는 움직임이나 피벗(트위스트) 동작을 취함으로써 손상되는 경우도 있다. 내측 반월상 연골판 손상은 슬관절에 쐐기 모양의 섬유성 연골 중 안쪽에 있는 반월상 연골판이 손상되면서 격통이 수반되고 무릎을 움직일 수 없게 되는 증상이다.

불행 삼징후가 의심될 때는 내측 측부 인대의 중증도를 조사하면 된다. 외반 스트레스 테스트는 신전 상태와 경도의 굴곡 상태에서 시행하지만, 중증도가 높은 손상일 때는 전방 십자 인대 손상의 합병증으로 불행 삼징후를 발생시킬 우려가 있다.

족근골

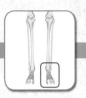

Tarsus bone

7개의 짧은 뼈(거골, 주상골, 입방골, 종골, 외측·내측·중간 설상골)로 구성된 발바닥 및 발등뼈. 하퇴와 발가락을 이어준다.

관련 있는 뼈

거골, 주상골, 입방골, 종골,
외측·내측·중간 설상골

주요 근육의 시작과 끝

시작 모지 내전근, 단소지 굴근, 단 비골근

끝 장 지신근, 단 지신근, 장 지굴근, 단 지굴근, 충양근, 등측 골간근, 저측 골간근, 단모지 신근, 장모지 신근, 모지 외전근, 장모지 굴근, 단모지 굴근, 모지 내전근, 소지 외전근, 단소지 굴근

왼쪽 앞면

특징

족근골 근위열의 뼈(종골, 거골 등)는 비교적 크고, 원위열의 뼈(설상골, 입방골)는 비교적 작다.

주상골
발바닥의 정점에 상당하는 뼈를 말한다. 주상골 조면의 밑면에는 후경골근이 부착되어 있다.

내측 설상골
주상골과 제1중족골 사이에 위치하고 있는 짧은 뼈를 말한다. 밑면의 쐐기 모형은 아래쪽을 향해 있다. 3개의 설상골 중 가장 크다.

중간 설상골
주상골과 제2중족골 사이에 위치하고 있는 짧은 뼈를 말한다. 밑면의 쐐기 모양은 위쪽을 향해 있다. 3개의 설상골 중 가장 작다.

외측 설상골
중간 설상골, 내측 설상골, 입방골과 함께 원위 족근골을 구성하고 다리 안쪽 앞면에 위치한 뼈를 말한다.

비골

경골

거골
발뒤꿈치 부근에 있는 7개의 족근골 중 하나이다. 발뒤꿈치 위쪽에 있으며, 하퇴 경골 및 비골과 연결되어 발목의 일부가 된다.

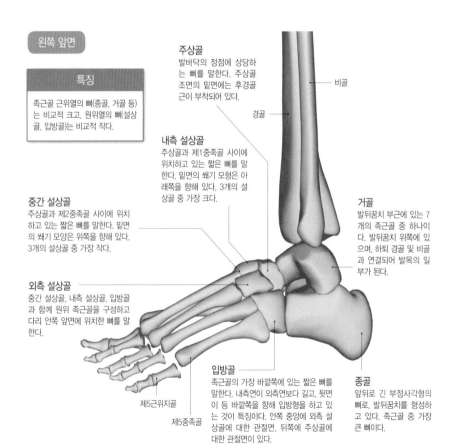

제5근위지골

제5중족골

입방골
족근골의 가장 바깥쪽에 있는 짧은 뼈를 말한다. 내측연이 외측연보다 길고, 뒷면이 등 바깥쪽을 향해 입방형을 하고 있는 것이 특징이다. 안쪽 중앙에 외측 설상골에 대한 관절면, 뒤쪽에 주상골에 대한 관절면이 있다.

종골
앞뒤로 긴 부정사각형의 뼈로, 발뒤꿈치를 형성하고 있다. 족근골 중 가장 큰 뼈이다.

종골의 촉진 순서

1 바로 누워 편안한 자세를 취하게 한다.

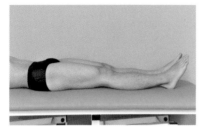

환자는 바로 눕는다.

2 족부의 외측연을 근위 방향으로 짚어 나간다.

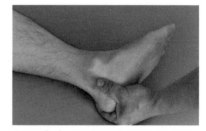

족부의 외측연을 근위 방향으로 짚어 나가다 보면, 피하에서 종골을 만질 수 있다. 족근골 중 가장 쉽게 만질 수 있다.

3 종골을 촉지한다.

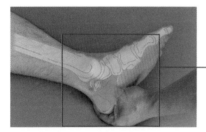

종골은 거골 및 입방골과 관절을 형성한다.

확대한 모습

거골의 촉진 순서

1 경골 · 비골과 족근골을 확인한다.

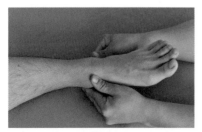

거골은 족근골 중 가장 높은 위치에 있는데, 위쪽으로 비골 및 경골과 연결되어 거퇴 관절을 구성한다.

2 거골 활차를 촉지한다.

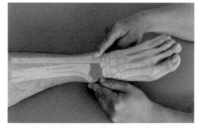

거골 활차는 거골 상부의 볼록면으로, 경골과 관절을 이어 준다. 저굴 상태에서 내과와 외과를 잇는 선의 중심으로부터 아래쪽을 만져보면 촉지하기 쉽다.

111

1 종골 주관절의 결절 돌기부를 만져본다.

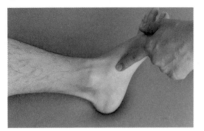

주상골은 뒤쪽에서 거골 및 종골과 관절을 형성하며, 돌기한 결절의 일부가 위치의 기준이 된다.

2 외측연을 만져본다.

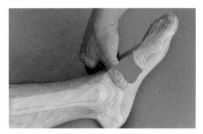

주상골의 외측연(엄지손가락과 검지손가락으로 위아래로 끼우듯이 해서 촉진하고 있는 곳)을 만져본다. 바깥에는 입방골과 관절을 형성한다.

1 제5중족골의 돌출부를 확인한다.

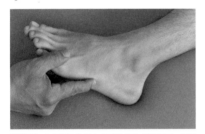

입방골은 제5중족골과 종골 사이에 있다. 앞쪽으로는 족근중족 관절, 뒤쪽으로는 종골과 연결되어 종입방 관절을 형성한다.

2 종골과 제5중족골 사이를 만져본다.

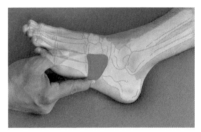

검지손가락으로 입방골을 만져본다.

1 주상골과 제1중족골 사이를 만져본다.

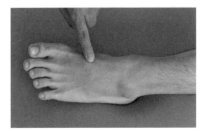

내측 설상골은 주상골과 제1중족골 사이에 위치한다.

2 내측 설상골을 촉지한다.

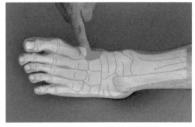

원위로는 제1중족골과의 족근 중족 관절 열극, 근위로는 주상골과의 설주 관절 열극을 만질 수 있다.

112

중간 설상골의 촉진 순서

1 주상골과 제2중족골 사이를 만져본다.

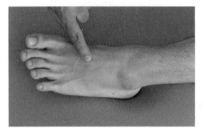

중간 설상골은 제2중족골과 주상골 사이에 위치한다.

2 중간 설상골을 촉지한다.

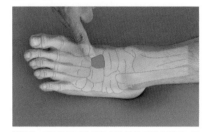

원위로는 제2중족골과의 족근 중족 관절 열극. 근위로는 주상골과의 설주 관절 열극을 만져볼 수 있다.

외측 설상골의 촉진 순서

1 주상골과 제3중족골 사이를 촉지한다.

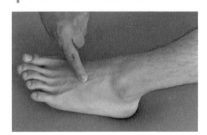

외측 설상골은 제3중족골과 주상골 사이에 위치한다.

2 외측 설상골을 촉지한다.

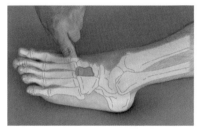

원위는 제3중족골과 족근 중족 관절의 열극, 근위는 주상골과의 설주 관절 열극, 외측으로는 입방골과 설입방 관절을 형성한다.

---

column ## 족관골의 내반 염좌와 외반 염좌

족관골 염좌는 운동 외상 중 특히 빈도가 높다. 족관골 염좌에는 내반 염좌와 외반 염좌가 있는데, 외과에 비해 내과가 짧고 내반성의 안정이 약하기 때문에 내반 염좌가 압도적으로 많다. 족관골의 저굴·내반이 행해지면 족관절의 안정을 유지하는 전방 거비 인대가 손상되고, 이어 종비 인대가 손상되는 것이 내반 염좌이다. 반면, 외반 염좌는 족관골 안쪽에 강인한 삼각이 존재하고, 외반 제동이 비골 외과에서 진행되기 때문에 손상되는 경우는 드물지만, 큰 힘이 가해지면 일어날 수 있다. 이 경우, 인대 파열이나 골절을 수반하기도 한다. 증상이 발생했을 때는 붕대. 족관절 장비 등을 이용한 보존 요법이 효과적이다. 완전 파열의 경우는 인대 봉합 수술도 생각할 수 있다.

족지골

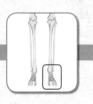

Phalanges of toes

족지골은 족근부를 형성하는 중족골과 발가락을 형성하는 지골을 통틀어 이르는 말이다.
중족골은 5개의 긴 뼈, 지골은 14개의 짧은 뼈로 이루어져 있다.

관련 있는 뼈

거퇴 관절, 하경비 관절, 거골하
관절, 횡족근 관절, 족근 중족 관
절, 중족지 관절, 지절간 관절

주요 근육의 시작과 끝

시작 모지 내전근, 단소지 굴근, 단 비골근

끝 장 지신근, 단 지신근, 장지 굴근, 단지 굴근, 충양근, 배측 골간근, 저측 골간
근, 단모지 신근, 장모지 신근, 모지 외전근, 장모지 굴근, 단모지 굴근, 모지 내전근,
소지 외전근, 단소지 굴근

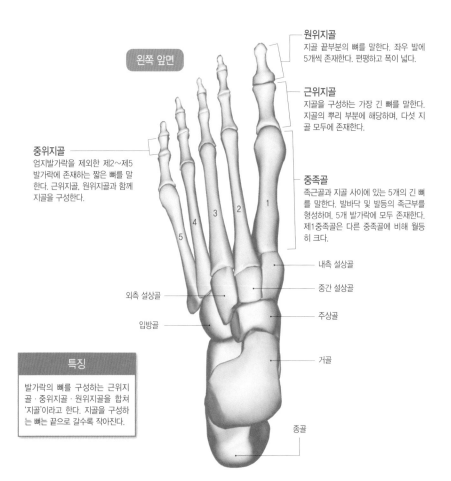

왼쪽 앞면

원위지골
지골 끝부분의 뼈를 말한다. 좌우 발에
5개씩 존재한다. 편평하고 폭이 넓다.

근위지골
지골을 구성하는 가장 긴 뼈를 말한다.
지골의 뿌리 부분에 해당하며, 다섯 지
골 모두에 존재한다.

중위지골
엄지발가락을 제외한 제2~제5
발가락에 존재하는 짧은 뼈를 말
한다. 근위지골, 원위지골과 함께
지골을 구성한다.

중족골
족근골과 지골 사이에 있는 5개의 긴 뼈
를 말한다. 발바닥 및 발등의 족근부를
형성하며, 5개 발가락에 모두 존재한다.
제1중족골은 다른 중족골에 비해 월등
히 크다.

내측 설상골

중간 설상골

외측 설상골

주상골

입방골

거골

종골

특징

발가락의 뼈를 구성하는 근위지
골 · 중위지골 · 원위지골을 합쳐
'지골'이라고 한다. 지골을 구성하
는 뼈는 끝으로 갈수록 작아진다.

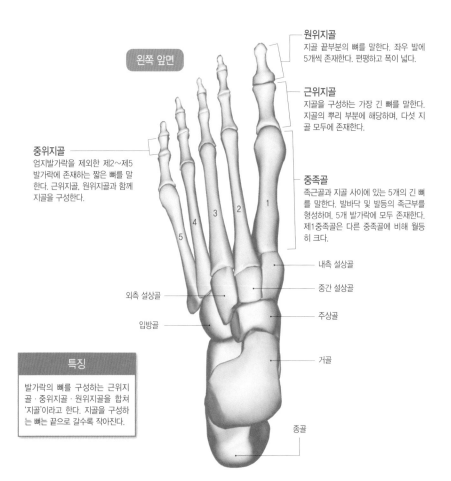

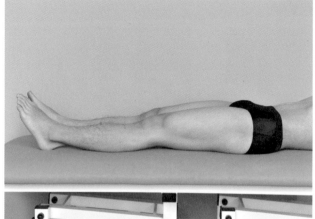

1

바로 누워 편안한 자세를
취하게 한다.

환자는 바로 눕는다.

2 제1중족골의 골두와 기저부를 확인한다.

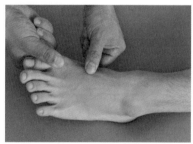

중족골은 다섯 발가락의 근원에 각각 존재하며, 원위의 골저
는 입방골, 설상골과 접한다. 근위지골과 중족 지절 관절을
형성하는 골두는 둥근 모양으로 융기해 있다.

3 골두에서 기저부까지 짚어 나간다.

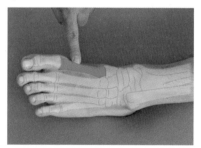

제1중족골 골두에서 기저부까지 짚어 나가다 중간 부분을 만
져보고 있다.

4 제5중족골의 골두와 기저부를 확인한다.

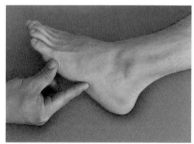

2와 같은 순서로 바깥쪽 제5중족골 골두 및 기저부를 만져본다.

5 골두에서 기저부까지 짚어 나간다.

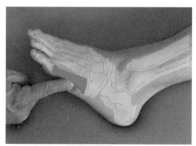

제5중족골 골두에서 기저부까지 짚어 나가다 중간 부분을 만
져보고 있다.

1 제1근위지골의 골두와 골저를 확인한다.

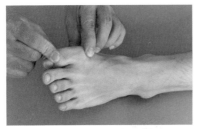

근위지골은 다섯 발가락에 각각 존재하고, 원위의 골저는 중족 지절 관절을 형성한다.

2 제2근위지골의 골두와 골저를 확인한다.

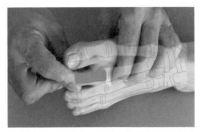

엄지발가락을 제외한 제2~5근위지골은 중위지골과 근위지절 간 관절을 형성한다.

중위지골의 촉진 순서

1 제2지중위지골의 골두와 골저를 확인한다.

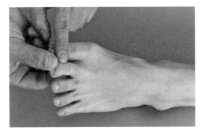

중위지골은 엄지발가락을 제외한 제2~5발가락에 존재한다. 제2지중위지골 골두 및 골저를 만져보고 있다.

2 중위지골을 촉지한다.

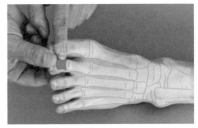

중위지골은 근위지골 및 원위지골과 관절을 형성하며, 전체적으로 발가락(지골)을 구성한다.

원위지골의 촉진 순서

1 제1원위지골의 골두와 골저를 확인한다.

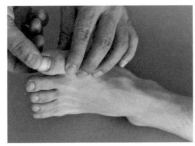

원위지골은 지골의 맨 앞쪽 끝에 위치하는 뼈를 말한다. 사진은 제1원위지골의 골두와 골저를 만져보고 있다.

확대한 모습

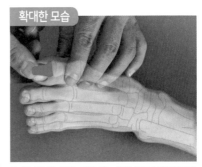

엄지발가락에는 중위지골이 없고, 원위지골과 근위지골이 연결되어 있다.

2 제2원위지골의 골두와 골저를 확인한다.

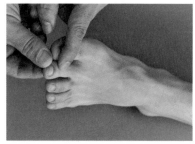

1과 같은 방법으로 제2원위지골의 골두와 골저를 확인한다.

확대한 모습

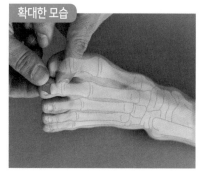

엄지발가락을 제외한 제2~5발가락은 원위지골과 중위지골이 관절을 형성한다.

Athletics Column

족관절의 가동범위 – 1

좁은 의미의 족관절인 거퇴 관절은 저굴·배굴 외에 외반·내반에도 가동한다. 무릎을 굴곡시킨 경우에는 비복근의 긴장이 풀려 배굴 제한이 경감된다. 즉, 비복근이 시작되고 끝나는 지점이 가까워지는 만큼 족관절 배굴 가동범위가 넓어진다.

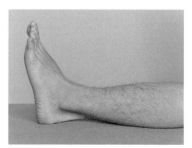

1 기본자세
10도 저굴, 내외반의 중간 정도이다.

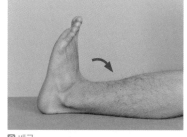

2 배굴
발목을 굽히고 발끝을 위쪽으로 향한다.

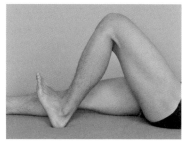

3 무릎을 굽힌 배굴
배굴 제한이 경감된다.

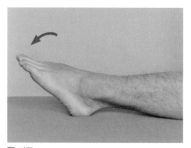

4 저굴
발목을 펴고 발끝을 아래쪽으로 향한다.

족관절

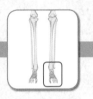

족관절은 경골·비골·거골·종골 등으로 이루어져 있는 발목 주변의 관절을 말한다. 배굴·외반·내반의 움직임을 동반한다. 거퇴 관절은 좁은 의미의 족관절이다.

관련 있는 뼈

경골, 비골, 거골, 종골, 주상골, 입방골

근접하는 주요 근육·인대

근육 모지 구근(모지 외전근), 모지 내전근, 단모지 굴근, 소지 구근(소지 외전근, 단소지 굴근, 소지 대립근), 중족근(단 지굴근, 충양근, 배측·저측 골간근)

인대 외측 측부 인대(후방 거비 인대, 전방 거비 인대, 종비 인대), 내측 인대(전경거부, 경주부, 경종부, 후경거부)

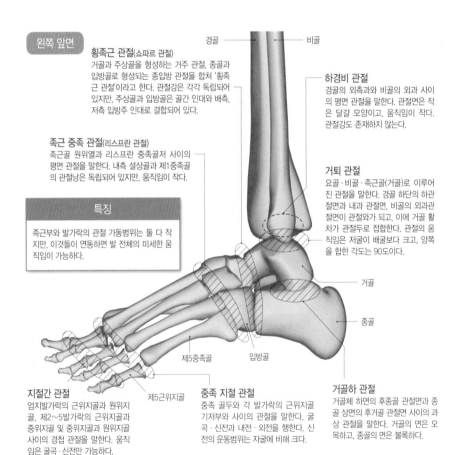

왼쪽 앞면

횡족근 관절(쇼파르 관절)
거골과 주상골을 형성하는 거주 관절, 종골과 입방골로 형성되는 종입방 관절을 합쳐 '횡족근 관절'이라고 한다. 관절강은 각각 독립되어 있지만, 주상골과 입방골은 골간 인대와 배측, 저측 입방주 인대로 결합되어 있다.

족근 중족 관절(리스프란 관절)
족근골 원위열과 리스프란 중족골저 사이의 평면 관절을 말한다. 내측 설상골과 제1중족골의 관절낭은 독립되어 있지만, 움직임이 작다.

특징

족근부와 발가락의 관절 가동범위는 둘 다 작지만, 이것들이 연동하면 발 전체의 미세한 움직임이 가능하다.

경골

비골

하경비 관절
경골의 외측과와 비골의 외과 사이의 평면 관절을 말한다. 관절면은 작은 달걀 모양이고, 움직임이 작다. 관절강도 존재하지 않는다.

거퇴 관절
요골·비골·족근골(거골)로 이루어진 관절을 말한다. 경골 하단의 하관절면과 내과 관절면, 비골의 외과관절면이 관절와가 되고, 이에 거골 활차가 관절두로 접합한다. 관절의 움직임은 저굴이 배굴보다 크고, 양쪽을 합한 각도는 90도이다.

거골

종골

제5중족골

입방골

지절간 관절
엄지발가락의 근위지골과 원위지골, 제2~5발가락의 근위지골과 중위지골 및 중위지골과 원위지골 사이의 경첩 관절을 말한다. 움직임은 굴곡·신전만 가능하다.

제5근위지골

중족 지절 관절
중족 골두와 각 발가락의 근위지골 기저부와 사이의 관절을 말한다. 굴곡·신전과 내전·외전을 행한다. 신전의 운동범위는 자굴에 비해 크다.

거골하 관절
거골체 하면의 후종골 관절면과 종골 상면의 후거골 관절면 사이의 과상 관절을 말한다. 거골의 면은 오목하고, 종골의 면은 볼록하다.

거퇴 관절의 촉진 순서

1 저굴 시의 상관절면을 만져본다.

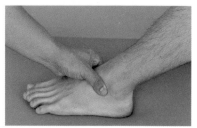

발목을 약간 구부리게 해서 경골의 하단 전연에 나오는 거골
활차의 상관절면을 만져본다.

2 배굴 시의 상관절면을 만져본다.

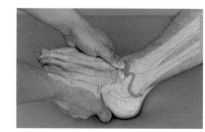

발목을 약간 구부리게 하면서 촉진하면, 거골 활차가 경골과
비골 사이에 들어오는 것을 알 수 있다.

하경비 관절의 촉진 순서

1 경골의 하단을 고정한다.

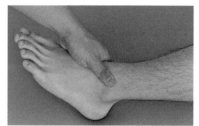

경골의 하단을 고정하고, 비골 하단의 내측면과 접해 있는 관
절면을 확인한다.

2 경골과 비골의 관절면을 만져본다.

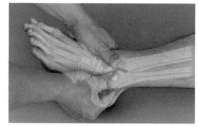

경골과 비골로 형성되는 하경비 관절에는 가동범위가 거의
없고, 관절강도 존재하지 않는다.

거골하 관절의 촉진 순서

1 거골을 고정한다.

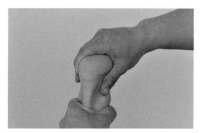

거골하 관절은 과상 관절로 거골 쪽의 후관절면이 오목하고,
전. 중 관절면이 볼록한 모양을 하고 있다.

2 거골하 관절의 움직임을 확인한다.

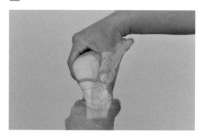

내과와 외과 바로 밑에서 거골을 고정한 채 종골의 안으로 젖
힌다.

횡족근 관절의 촉진 순서

1 똑바로 누운 상태에서 위에서 내려다본다.

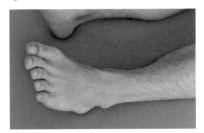

횡족근 관절은 종골, 입방골로 구성되는 종입방 관절과 거골, 주상골로 구성되는 거주 관절을 통틀어 이르는 말이다.

2 종골과 입방골의 관절 열극을 확인한다.

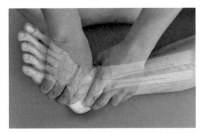

거골 앞면을 엄지손가락과 검지손가락으로 고정한 후 종골을 확실히 쥐고 움직인다.

족근 중족 관절의 촉진 순서

1 제1중족골을 원위부터 짚어 나간다.

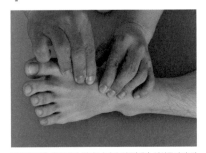

제1중족골을 원위에서 짚어 나가다 안쪽(제1) 설상골과의 관절 열극을 만져본다.

2 제2중족골을 원위부터 짚어 나간다.

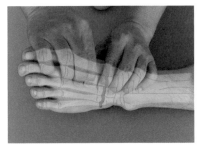

1과 같은 순서로 제2중족골을 원위에서 짚어 나가다 중간(제2) 설상골과의 관절 열극을 만져본다.

3 제3족근 중족 관골을 촉지한다.

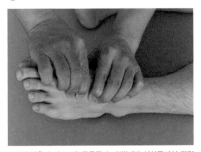

1, 2와 같은 순서로, 제3중족골과 바깥(제3) 설상골과의 관절 열극을 만져본다.

4 제4, 5족근 중족 관골을 촉지한다.

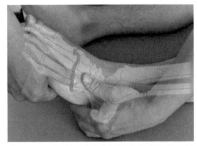

제4, 5중족골과 입방골과의 관절 열극을 촉진할 때는 다른 손(사진에서는 왼손)으로 입방골을 고정하면서 시행한다.

중족 지절 관절의 촉진 순서

1 제1중족 지절 관절을 촉지한다.

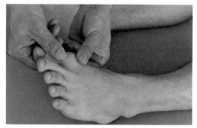

근위 중족골을 고정하고, 원위의 근위지골을 수동적으로 굴곡 또는 신전시키면서 관절의 움직임을 확인한다.

2 제2중족 지절 관절을 촉지한다.

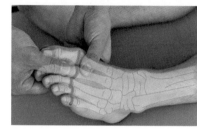

1과 같은 순서로 제2중족 지절 관절의 관절 열극도 촉진한다.

지절간 관절(엄지발가락, IP관절)의 촉진 순서

1 엄지발가락의 지절간 관절을 촉지한다.

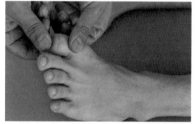

근위 제1근위지골을 고정하고, 원위의 제1원위지골을 수동적으로 굴곡 또는 신전시켜 관절의 움직임을 확인한다.

2 지절간 관절을 촉지한다.

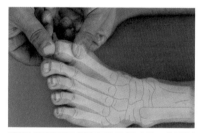

지골 중 엄지발가락만 중위지골이 존재하지 않고, 제1근위지골과 제1원위지골이 지절간 관절을 형성한다.

Athletics Column

발가락의 가동범위

발가락의 각 관절은 모두 약간의 가동범위밖에 갖추고 있지 않지만, 몇 개의 관절이 가동하여 발끝의 미세한 움직임을 실현하고 있다. 중족 지절 관절은 다축성이기 때문에 외전과 내전도 할 수 있다.

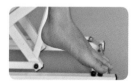

1 기본자세
안정 지위는 경도 굴곡 위이다.

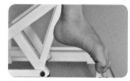

2 굴곡
발끝을 아래쪽으로 굽힌다.

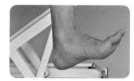

3 신전
발끝을 위쪽으로 젖힌다.

족관골의 인대

Ligament of the ankle

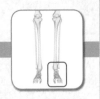

경골, 비골, 거골을 연결하는 인대는 족관골(거퇴 관절)의 저굴·배굴·내반·외반을 제한한다.

관련 있는 뼈

경골, 비골, 거골, 종골, 주상골

근접하는 주요 근육

시작 모지 구근(모지 외전근), 모지 내전근, 단모지 굴근, 소지 구근(소지 외전근, 단소지 굴근, 소지 대립근), 중족근(단 지굴근, 충양근, 배측·저측 골간근)

왼쪽 앞면

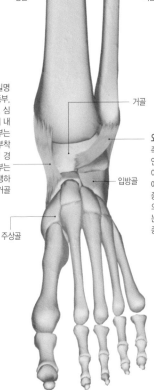

경골
비골
거골
입방골
주상골

내측 측부 인대
전체의 모양이 삼각형에 가깝기 때문에 일명 '삼각인대'라고 한다. 전경거부, 경주부, 경종부, 후경거부라는 4개 부분으로 이루어져 있고, 심층에 있는 전경거부는 내과의 정점과 거골의 내측면에 부착되어 있다. 천층 최전부의 경주부는 경골 내과 첨단 전방부부터 주상골 조면에 부착되어 있다. 경종부는 거퇴 관절의 안쪽에서 경골과 종골의 재거 돌기를 이어준다. 후경거부는 경골 내측과 첨단후방부부터 외측으로 주행하고, 거골내측과 장모지 신근 건구의 내측(거골 내측 결절)에 부착되어 있다.

외측 측부 인대
족관골의 외측 측부 인대는 전방 거비 인대, 종비 인대, 후방 거비 인대로 이루어져 있다. 전방 거비 인대는 외과 전연에서 거골경을 향해 전내측을 주행한다. 종비 인대는 외과 첨단에서 종골 외측면의 결절에 이르는 인대, 후방 거비 인대는 비골의 외과에서 시작해 거골을 넘어 종골외측에 도착하는 인대를 말한다.

특징
내측 측부 인대는 부착부가 넓고 외측 측부 인대보다 강하다. 이 때문에 내반 염좌보다 외반 염좌가 잘 일어나지 않지만, 외반 염좌는 비골이나 내과의 골절을 일으키는 등 중증화하기 쉽다.

외측 측부 인대의 촉진 순서

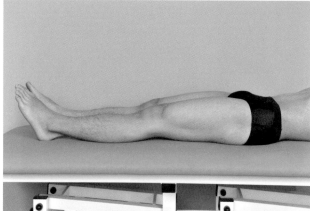

1

바로 누워 편안한 자세를
취하게 한다.

환자는 바로 눕는다.

2 비골의 외과를 확인한다.

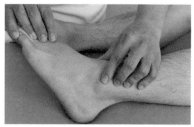

비골의 외과 위치를 확인하고 이곳에서 시작해서 거골을 넘
으면서 종골 외과에 이르는 인대(외측 측부 인대 중에서 가장
긴 종비 인대)를 확인한다.

3 인대 섬유의 주행에 직교해 촉지한다.

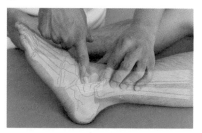

외과 끝에서부터 종골 외측면의 결절을 연결하는 섬유의 주
행에 직교시키면서 촉진한다.

내측 측부 인대의 촉진 순서

1 경골의 내과를 확인한다.

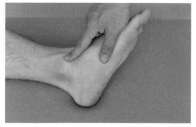

경골의 내과 위치를 확인하고 첨단 앞부분에서 주상골 조면
에 이르는 인대를 확인한다.

2 인대 섬유의 주행에 직교해 촉지한다.

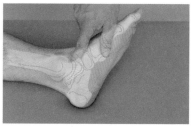

검지손가락으로 만져보고 있는 부분이 내측 측부 인대이다.
섬유의 주행에 직교시키면서 촉진한다.

족관골의 가동범위 – 2

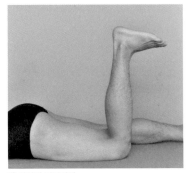

1 앙와위 기본자세
무릎 관절은 90도 굴곡, 족관절은 0도이다.

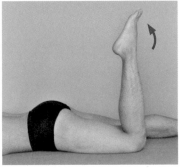

2 바로 누운 상태(앙와위)에서 저굴
발끝을 발바닥 쪽으로 움직인다.

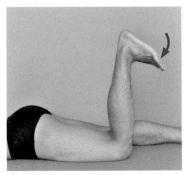

3 바로 누운 상태(앙와위)에서 취하는 배굴
발끝을 발등 쪽으로 움직인다.

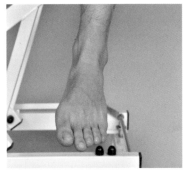

4 앞쪽에서 본 기본자세
중력의 영향으로 다소 저굴 상태가 되어 있다.

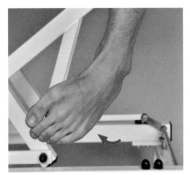

5 내반
발바닥을 안으로 향하게 하고, 발목을 옆으로 돌린다.

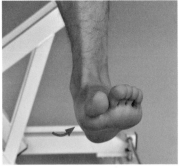

6 외반
발바닥을 바깥으로 향하게 하고, 발목을 옆으로 돌린다.

3장

안면·두부의
촉진

두개골

Cranial bones

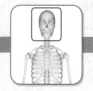

머리를 보호하는 안면을 형성하고 있는 뼈를 말한다. 크기와 모양이 다른 많은 뼈가 복잡하게 연결되어 안면의 골격을 구성하고 있다.

관련 있는 뼈

두정골, 전두골, 측두골, 후두골, 비골, 누골, 협골, 조골, 상악골, 접형골, 사골, 하악골

주요 근육의 시작과 끝

시작·끝 전두근, 안륜근, 추미근, 비근근, 비근, 구륜근, 소근, 소 협골근, 대 협골근, 상순 거근, 구각 거근, 구각 하제근, 협근, 턱끝근, 후두근, 전 이개근, 상 이개근, 후 이개근, 교근, 측두근, 내측 익돌근, 상직근, 하직근, 상사근, 하사근, 내측 직근, 외측 직근, 턱끝 설근, 경돌 설근, 설골 설근, 구개 설근, 두최장근, 두판 상근, 흉쇄 유돌근, 두반 극근

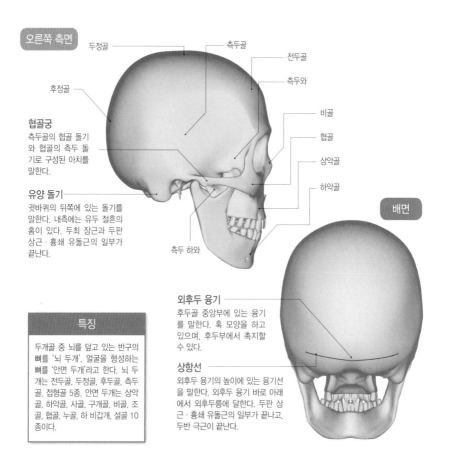

오른쪽 측면

두정골 / 측두골 / 전두골 / 측두와 / 후정골 / 비골 / 협골 / 상악골 / 하악골

협골궁
측두골의 협골 돌기와 협골의 측두 돌기로 구성된 아치를 말한다.

유양 돌기
귓바퀴의 뒤쪽에 있는 돌기를 말한다. 내측에는 유두 절흔의 홈이 있다. 두최 장근과 두판 상근·흉쇄 유돌근의 일부가 끝난다.

측두 하와

배면

외후두 융기
후두골 중앙부에 있는 융기를 말한다. 혹 모양을 하고 있으며, 후두부에서 촉지할 수 있다.

상항선
외후두 융기의 높이에 있는 융기선을 말한다. 외후두 융기 바로 아래에서 외후두릉에 달한다. 두판 상근·흉쇄 유돌근의 일부가 끝나고, 두반 극근이 끝난다.

특징

두개골 중 뇌를 덮고 있는 반구의 뼈를 '뇌 두개', 얼굴을 형성하는 뼈를 '안면 두개'라고 한다. 뇌 두개는 전두골, 두정골, 후두골, 측두골, 접형골 5종. 안면 두개는 상악골, 하악골, 사골, 구개골, 비골, 조골, 협골, 누골, 하 비갑개, 설골 10종이다.

외후두 융기의 촉진 순서

1
앉아서 편안한 자세를
취하게 한다.

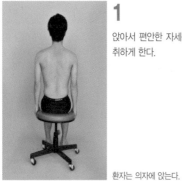

환자는 의자에 앉는다.

2 반대쪽 손으로 머리를 떠받친다.

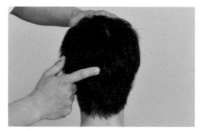

촉진자는 측면에 서서 촉진하지 않는 손으로 머리를 가볍게
받친다.

확대한 모습

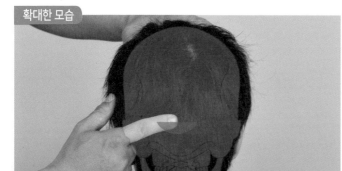

3
후두부의 정중앙을 확인
한다.

후두부의 정중앙에서 좌우
귀의 귀이결절을 잇는 선상
에 있는 혹 모양의 돌기를
만져본다.

상항선의 촉진 순서

1 외후두 융기를 확인한다.

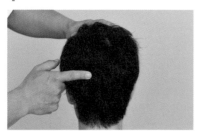

위와 같은 순서로 외후두 융기를 확인한다.

2 손을 이용해 수평으로 짚어 나간다.

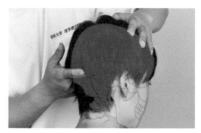

외후두 융기에서 유양 돌기에 걸쳐 수평으로 바깥을 향해 짚어
나간다. 그런 다음 아래에서 위로 융기를 지나가도록 촉진한다.

1

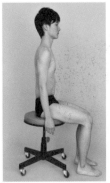

앉아서 편안한 자세를
취하게 한다.

환자는 의자에 앉고, 촉진자
는 앞쪽에 위치한다.

2

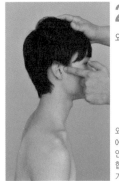

외이공의 위치를 확인한다.

외이공과 코를 연결하는 선상
에 있는 협골 돌출 부분을 확
인한다. 협골궁은 측두골의
협골 융기와 협골의 측두 돌
기로 만드는 아치 부분이다.

3 협골궁을 전후로 끼운다.

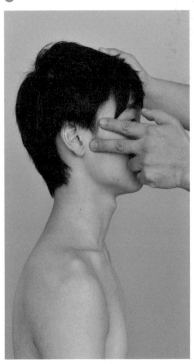

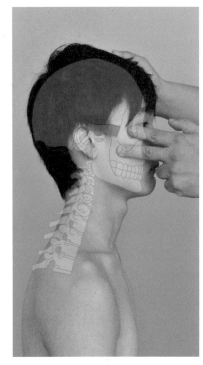

협골궁을 검지손가락과 중지손가락으로 전후에 끼운다. 광대 돌기의 아래에는 측두근의 힘줄이 지나고, 근돌기에 부착되어 있다. 상연에
는 측두근막이 부착되어 있다.

1 외후두 융기를 확인한다.

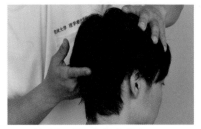

127쪽 같은 순서로 외후두 융기를 확인한다.

2 손가락으로 수평으로 짚어 나간다.

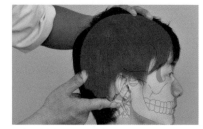

돌기를 밑에서 위로 짚어 나가다 보면, 귓바퀴의 아래로 돌출된 것을 확인할 수 있다.

---

column 머리·목의 인대

두개골끼리의 관절로 인대 제한을 할 수 있는 것은 유일한 가동 관절인 악관절이다. 관절낭은 완만하고, 내면은 관절원판에 단단히 붙어 있다. 관련 있는 인대는 외측 인대, 경돌하악 인대, 접하악 인대 3개로, 외측 인대와 경상하악 인대는 관절낭을 각각 밖과 안에서 보강하고 있다.

후두골과 환추(제1경추)가 연결되어 구성된 2축성 관절인 환추 후두 관절은 정수리 인대로 보강되어 있다.

1 외측 인대

관절낭의 외측면을 보강하는 인대를 말한다. 측두골 하악와 앞쪽에서 하악골의 하악경 외측에 이른다.

2 경돌하악 인대

관절낭을 안쪽에서 보강하는 인대를 말한다. 측두개골의 경상 돌기 앞면에서 하악 후연의 내면에 이른다.

3 접하악 인대

접형골각극에서 하악골 후면의 턱끝 구멍 상연에 부착된 인대를 말한다.

경상 돌기

측두골 하면에서 뻗은 뾰족한 형태의 돌기를 말한다.

관절낭

내부는 관절원판에 의해 상하로 나뉘어 있다.

정인대

후두골의 외측 돌기와 외후두릉에서 제7경추의 극돌기 사이에 있는 섬유막을 말한다. 심부는 경추의 극돌기에 붙는다.

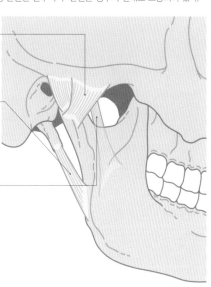

하악골

Mandible bone

안면골에서는 최대로 아래턱을 형성하고 말굽 모양을 하고 있다. 상후방으로 뻗어 있는 하악지와 중앙부의 하악체로 이루어져 있으며, 하악지는 관절 돌기와 근돌기를 갖는다.

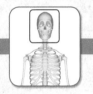

뼈

관련 있는 뼈

측두골

주요 근육의 시작과 끝

[시작] 구륜근, 구각 하제근, 턱끝근, 턱끝 설근, 하순 하제근, 악이복근, 턱끝 설골근, 악설골근

[끝] 소근, 상순 거근, 구각 거근, 외측 익돌근, 광경근

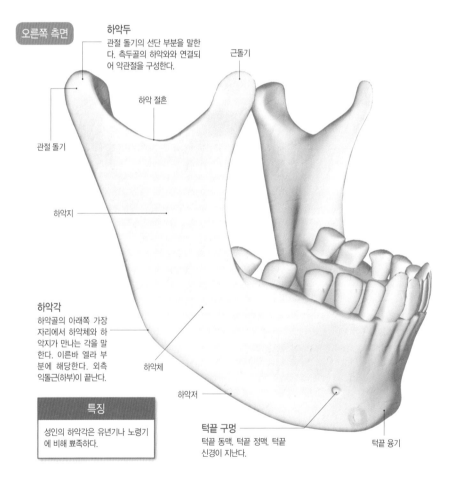

오른쪽 측면

하악두
관절 돌기의 선단 부분을 말한다. 측두골의 하악와와 연결되어 악관절을 구성한다.

근돌기

하악 절흔

관절 돌기

하악지

하악각
하악골의 아래쪽 가장자리에서 하악체와 하악지가 만나는 각을 말한다. 이른바 엘라 부분에 해당한다. 외측 익돌근(하부)이 끝난다.

하악체

하악저

특징

성인의 하악각은 유년기나 노령기에 비해 뾰족하다.

턱끝 구멍
턱끝 동맥, 턱끝 정맥, 턱끝 신경이 지난다.

턱끝 융기

하악두의 촉진 순서

1

외이공 앞쪽의 관절 부분을 만져본다.

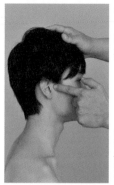

하악골을 바깥쪽에서 촉진할 때 외이공의 복측(앞쪽)에 손가락을 대면 관절 돌기 첨단부(관절 융기)를 촉지할 수 있다.

2

외이도에 검지손가락을 대고 촉진하는 방법

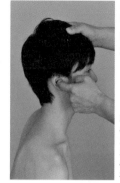

외이도 안에서 아래턱 뼈를 촉진하는 방법이다. 환자에게 입을 벌리게 하면 하악골의 선단 부분을 쉽게 만질 수 있고, 악관절의 움직임도 확인할 수 있다.

다른 각도에서 본 모습

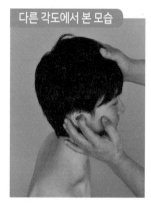

다른 각도에서 본 모습

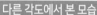
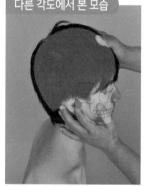

하악각의 촉진 순서

1

관절 돌기를 위에서 아래로 짚어 나간다.

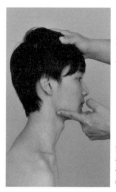

하악골을 선단 부분으로 하는 관절 융기를 턱 바깥쪽 끝을 따라 위에서 아래로 짚어 나간다.

2

하연의 비죽 나온 부분을 촉지한다.

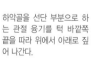
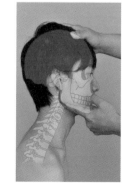

하연은 하악지와 하악체가 만나는 모퉁이를 말한다. 일반적으로 귀 아래쪽에서 아래턱으로 꺾이는 부분을 가리킨다.

관절

악관절

Jaw joint

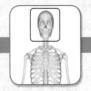

두개골에서 가동하는 유일한 관절을 말한다. 하악골의 하악두와 측두골의 하악와로 구성되며, 측두근, 교근 등의 저작근군 및 설골하근군이 움직이고 있다.

관련 있는 뼈

하악골, 측두골

근접한 주요 근육과 인대

근육 저작근(측두근, 교근, 내측 익돌근, 외측 익돌근), 악설골근, 턱끝 설골근
인대 외측 인대, 경돌하악 인대, 접하악 인대

오른쪽 측면

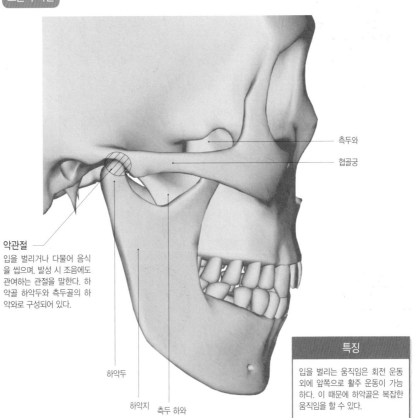

측두와

협골궁

악관절
입을 벌리거나 다물어 음식을 씹으며, 발성 시 조음에도 관여하는 관절을 말한다. 하악골 하악두와 측두골의 하악와로 구성되어 있다.

하악두

하악지

측두 하와

특징

입을 벌리는 움직임은 회전 운동 외에 앞쪽으로 활주 운동이 가능하다. 이 때문에 하악골은 복잡한 움직임을 할 수 있다.

1 입을 다문 상태에서 촉진한다.

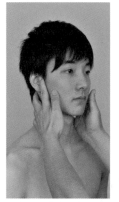

관자 돌기 배측에 손가락을 갖다 댄다.

2 입을 연 상태에서 촉진한다.

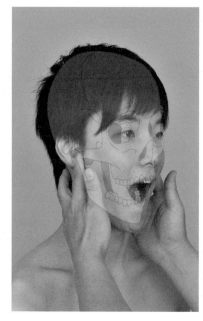

최대로 입을 벌린 상태인지 확인한다. 악관절에 양 손가락을 갖다 댄 상태에서 입을 벌리면 하악골의 관절 돌기와 측두골 하악와 사이에 움푹 들어간 곳을 촉지할 수 있다.

3 외이공에 손가락을 대고 촉진한다.

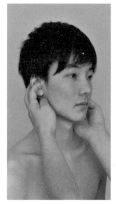

악관절을 촉진하기 위해 외이공에 손가락을 댄다.

4 입을 벌린 상태를 본다.

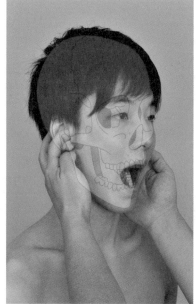

입을 벌리고 악관절의 움직임을 촉진한다. 양손으로 동시에 촉진하면 자유롭게 움직이는지 여부와 좌우 비대칭성을 확인할 수 있다.

악관절의 가동범위

악관절의 기본자세(안정 지위)는 약간 입을 벌린 상태. 입을 다문 상태는 하악골을 거상한 상태이다.

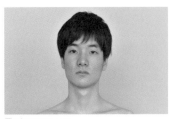

1 폐구(하악골 거상)

하악골의 거상과 관절 상부의 후퇴를 수반하는 회전 운동을 말한다.

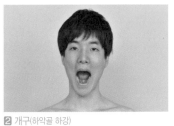

2 개구(하악골 하강)

하악골 하강과 관절 상부의 전진을 수반하는 회전 운동을 말한다. 정상은 윗니와 아랫니 사이가 4~5cm이다.

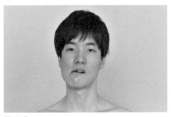

3 우측방 이동

아래턱을 오른쪽으로 내민다. 가동범위는 1cm 정도이다.

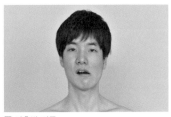

4 좌측방 이동

아래턱을 왼쪽으로 내민다.

다른 각도에서 본 모습

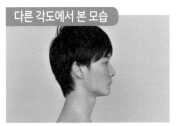

5 폐구(하악골 거상)

다른 각도에서 본 모습

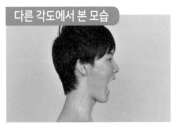

6 개구(하악골 하강)

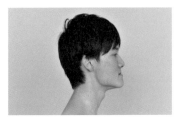

7 전돌

아래턱을 앞쪽으로 내민다.

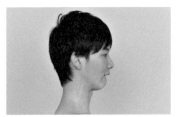

8 후퇴

아래턱을 뒤쪽으로 당긴다.

척주의 촉진

경추

Cervical vertebra

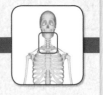

경부에 있는 7개의 척추골을 말한다. 상부의 두 경추는 환추(제1경추)가 환상(環狀, 고리처럼 동그랗게 생긴 형상), 축추(제2경추)는 치아 돌기를 지닌 형상으로, 다른 경추와는 다르다.

관련 있는 뼈

환추(제1경추), 축추(제2경추)
제3~7경추

주요 근육의 시작과 끝

시작 전두 직근, 외측두 직근, 경장근, 두장근, 전 사각근, 중 사각근, 후 사각근, 소후두 직근, 두반 극근, 경반 극근, 두최장근, 대후두 직근, 하 두사근, 두상근, 상 두사근, 승모근(중부 섬유), 소능형근, 경극근, 두판 상근

끝 경장근, 경반 극근, 경장 조근, 경판 상근, 경극근, 다열근, 회선근, 하 두사근, 흉반 극근

배면

환추후 결절
환추의 배측 중앙부에 있는 작은 융기를 말한다. 다른 경추의 극돌기에 상당하는 부분이다. 소후두 직근이 시작된다.

환추 횡돌기
환추의 좌우 측면에 있는 돌출 부분을 말한다. 상 두사근이 시작된다. 경판 상근(일부), 하 두사근이 끝난다.

제2경추 극돌기
제2경추의 뒷부분에 돌출된 돌기를 말한다. 끝은 좌우로 분기한다. 대후두 직근, 하 두사근이 시작된다. 경극근, 경반 극근, 다렬근, 회선근의 일부가 끝난다.

제3경추 횡돌기
제3경추의 좌우 바깥으로 돌출된 돌기를 말한다. 제2경추의 횡돌기보다 약간 크다. 제3~7경추는 기본적으로 거의 같은 형상을 띤다.

제4경추 횡돌기
제4경추의 좌우 바깥으로 돌출된 돌기를 말한다. 선단 부분은 후결절에 해당한다. 두반 극근, 회선근의 일부가 시작된다.

제5경추 횡돌기
제5경추의 좌우 바깥으로 돌출된 돌기를 말한다. 두장근·전 사각근이 시작된다.

제6경추 횡돌기
제6경추의 좌우 바깥으로 돌출된 돌기를 말한다. 두장근이 시작되고, 경최장근·흉반 극근이 끝난다.

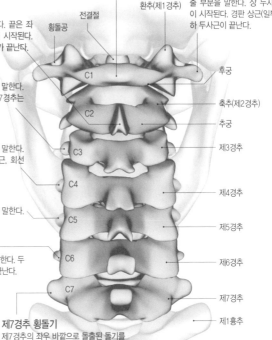

전결절
횡돌공
환추(제1경추)
C1
후궁
축추(제2경추)
C2
추궁
C3
제3경추
C4
제4경추
C5
제5경추
C6
제6경추
C7
제7경추
제1흉추

특징

나란히 줄지어 있는 7개의 경추는 앞쪽으로 만곡되어 있다. 제3~6 경추는 극돌기의 끝이 좌우로 나뉘어 있다.

제7경추 횡돌기
제7경추의 좌우 바깥으로 돌출된 돌기를 말한다. 두최장근, 두반 극근, 회선근의 일부가 시작된다.

환추후 결절의 촉진 순서

1 외후두릉 아래쪽의 우묵한 곳을 만져본다.

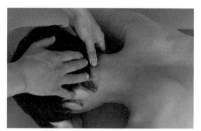

엎드려 누워 이마 밑으로 손을 놓게 한 후 외후두릉 아래쪽의 우묵한 곳을 촉진한다.

2 심부의 후결절을 촉지한다.

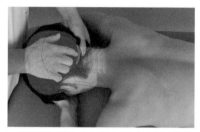

주위에 강인한 근육이 있기 때문에 환추후 결절은 심부에서 촉진할 수 있다.

환추 횡돌기의 촉진 순서

1 환추후 결절을 확인한다.

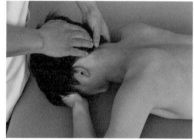

좌우 횡돌기에 이르는 후궁의 기점으로, 환추후 결절을 확인한다.

2 후궁을 좌우로 짚어 나간다.

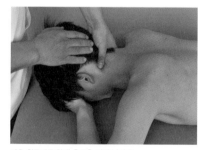

좌우 횡돌기를 향해 후궁을 짚어 나간다.

3 다시 바깥으로 짚어 나가면서 돌기를 촉지한다.

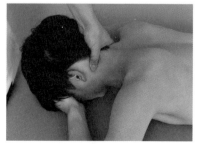

유양 돌기의 미측(하방)에서 흉쇄 유돌근의 앞쪽 및 하악지의 배측에서 횡돌기를 촉지한다.

4 환추 횡돌기를 촉지한다.

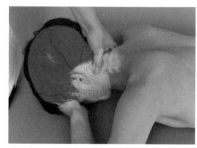

환추 좌우로 뼈가 비후한 바깥쪽 덩어리 가운데 좌우에 가장 돌출된 부분이 환추 횡돌기이다. 바깥쪽 덩어리는 전궁과의 결합에 닿는다.

제2경추 극돌기의 촉진 순서

1 외후두돌기를 미측(하방)으로 짚어 나간다.

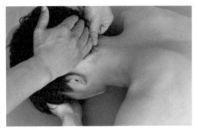

후두골의 외후두 돌기를 미측으로 짚어 나가다 처음 만져지는 돌기가 제2경추 극돌기이다.

2 처음에 닿는 돌기를 촉지한다.

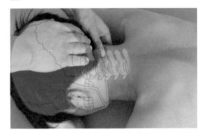

제2경추 극돌기를 만져보면, 끝부분이 좌우로 나뉘어 있는 것을 확인할 수 있다.

제3~7경추 횡돌기의 촉진 순서

1 경부 전후의 중간부를 만져본다.

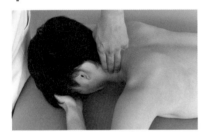

경부를 형성하는 제3~7경추는 거의 같은 형상을 띠고 있다. 횡돌기는 각 경추에서 좌우 측면으로 돌출된 돌기이다.

2 제3~7경추 횡돌기를 촉지한다.

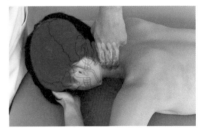

횡돌공(횡돌기에 있는 구멍)에는 추골 동맥, 추골 정맥이 지나간다. 경부의 전후 지름 2분의 1인 영역에서 제3~7경추 횡돌기를 만져본다.

---

column 경추 추간판 탈출증

　5~6kg인 성인의 머리를 지탱하는 척추 뼈의 부담은 크다. 여기에 노화까지 영향을 미치면 경추 장애가 일어나기 쉽다. 대표적인 예로 경추 추간판 탈출증이 있다. 주요 증상은 추간판이 변형되어 골핵이 섬유륜과 균열부에서 뒤쪽으로 탈출하고, 신경근이나 척수를 압박해 생기는 경부의 통증이다. 증상이 진행되면 어깨나 팔에도 통증이 확산된다(신경근 압박 증상). 척수 증상에는 손가락 저림 증상이 있다. 증상의 발현을 조사하기 위한 방법으로는 스푸를링 검사(Spurling Test)나 잭슨 압박 검사(Jackson Compression Test)가 있다. 스푸를링 검사는 증상이 있는 쪽으로 머리를 옆으로 구부리고, 신전 상태에서 전두부를 압박함으로써 상지의 통증과 저림 정도를 본다. 잭슨 압박 검사는 경추를 건강한 쪽으로 측굴시키면서 환자의 어깨를 누른다. 이때 환측 상지에 방산통이 있으면 경추 추간판 탈출증일 가능성이 높다.

경부의 가동범위

경부의 가동범위는 굴곡, 신전, 좌·우측굴, 좌·우회선이라는 6개의 기본적인 움직임으로 구성된다.

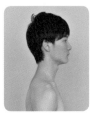

1 기본자세(가로)

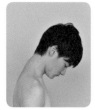

2 굴곡(전굴)
머리를 앞으로 굽힌다.

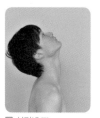

3 신전(후굴)
머리를 뒤로 굽힌다.

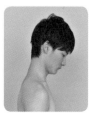

4 상위 경추의 굴곡
턱을 끌어당겨 아래를 향한다.

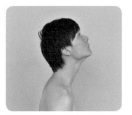

5 상위 경추의 신전
턱을 들어 위를 향한다.

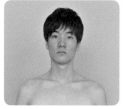

6 기본자세(앞)

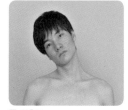

7 우측굴
머리를 오른쪽으로 굽힌다.

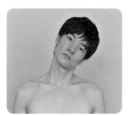

8 좌측굴
머리를 왼쪽으로 굽힌다.

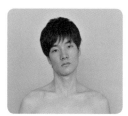

9 상위 경추의 측굴(오른쪽)
두정부를 움직이지 않고 오른쪽으로
측굴한다(턱이 오른쪽으로 이동한다).

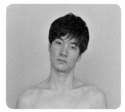

10 상위 경추의 측굴(왼쪽)
두정부를 움직이지 않고 왼쪽으로 측
굴한다(턱이 왼쪽으로 이동한다).

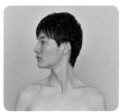

11 우회선
경추를 회전축으로 삼아 고개를 오른
쪽으로 돌린다.

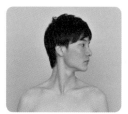

12 좌회선
경추를 회전축으로 삼아 고개를 왼쪽
으로 돌린다.

경추 추간 관절

Joint of the cervical vertebra

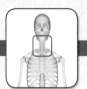

후두부와 환추를 연결하는 환추 후두 관절, 환추와 축추를 연결하는 환축 관절, 경추끼리 이루어져 있는 경추 추간 관절이 동시에 가동하기 때문에 복잡한 움직임이 가능하다.

관련 있는 뼈

환추(제1경추), 축추(제2경추),
제3~7경추

근접하는 주요 근육·인대

근육 흉쇄 유돌근, 추전근군, 판상근군, 척추 기립근군, 후두하근군, 단배근군
인대 외측 환추 후두 인대, 익상 인대, 환추 십자 인대(종속, 환추 횡인대), 전종 인대, 후종 인대, 칙상 인대, 극간 인대, 황색 인대

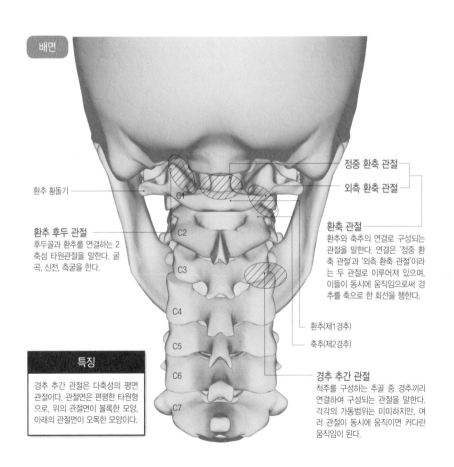

배면

환추 횡돌기

정중 환축 관절

외측 환축 관절

환추 후두 관절
후두골과 환추를 연결하는 2축성 타원관절을 말한다. 굴곡, 신전, 측굴을 한다.

C1

C2

C3

C4

C5

C6

C7

환축 관절
환추와 축추의 연결로 구성되는 관절을 말한다. 연결은 '정중 환축 관절'과 '외측 환축 관절'이라는 두 관절로 이루어져 있으며, 이들이 동시에 움직임으로써 경추를 축으로 한 회선을 행한다.

환추(제1경추)

축추(제2경추)

경추 추간 관절
척주를 구성하는 추골 중 경추끼리 연결하여 구성되는 관절을 말한다. 각각의 가동범위는 미미하지만, 여러 관절이 동시에 움직이면 커다란 움직임이 된다.

특징

경추 추간 관절은 다축성의 평면 관절이다. 관절면은 편평한 타원형으로, 위의 관절면이 볼록한 모양, 아래의 관절면이 오목한 모양이다.

환추 후두 관절의 촉진 순서

1 후두골에서 환추를 짚어 나간다.

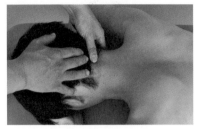

환추 후두 관절은 환추와 후두골이 연결하는 타원 관절에 가까운 관절로 촉지할 수 있다.

2 경부의 측굴을 확인한다.

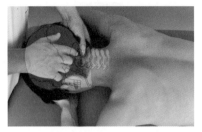

환추 후두 관절 측굴은 반대 방향의 회선을 동반한다.

환축 관절의 촉진 순서

1 축추(제2경추)를 확인한다.

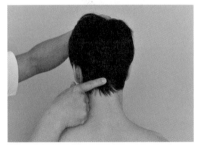

후두골에서 미측(하방)으로 내려가 축추(제2경추)를 찾는다.

2 축추의 극돌기를 고정한다.

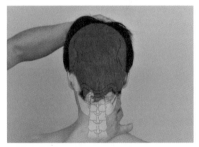

축추의 극돌기를 엄지손가락과 검지손가락으로 고정하고, 반대쪽 손은 이마에 댄다.

3 오른쪽으로 측굴한다.

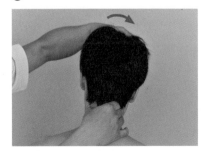

오른쪽 측굴의 중간 상태를 확인한다.

4 왼쪽으로 측굴한다.

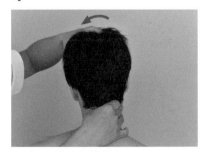

왼쪽 측굴의 중간 상태를 확인한다.

5 전굴시킨다.

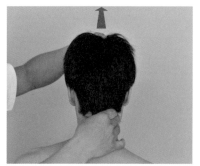

전굴의 중간 상태를 확인한다.

6 후굴시킨다.

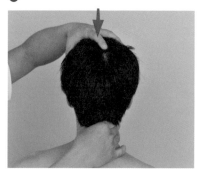

후굴의 중간 상태를 확인한다.

7 왼쪽으로 회선시킨다.

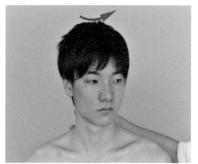

왼쪽으로 회선하고 가동범위를 앞쪽에서 확인한다.

8 오른쪽으로 회선시킨다.

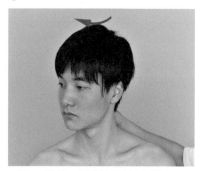

오른쪽으로 회선하고 가동범위를 앞쪽에서 확인한다.

경추 추간 관절의 촉진 순서

1 축추를 확인한다.

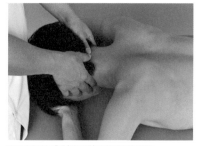

엎드리게 하고 축추(제2경추)의 위치를 확인한다.

2 축추 관절을 만져본다.

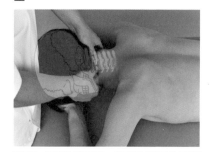

촉진하는 손가락을 옆으로 2cm 이동시켜 허리 관절 돌기의
후방을 좌우 엄지손가락으로 만져본다.

3 제3, 4경추의 관절을 촉진한다.

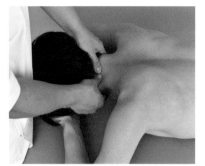

2와 같은 순서로 제3, 4경추의 관절을 촉진한다.

4 제4, 5경추의 관절을 촉진한다.

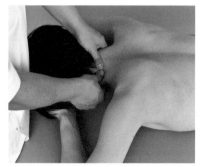

같은 순서로 제4, 제5경추의 관절을 촉진한다.

5 제5, 6경추의 관절을 촉진한다.

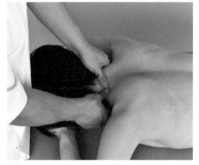

같은 순서로 제5, 6경추의 관절을 촉진한다.

6 제6, 7경추의 관절을 촉진한다.

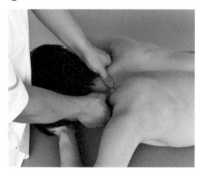

같은 순서로 제6, 7경추의 관절을 촉진한다.

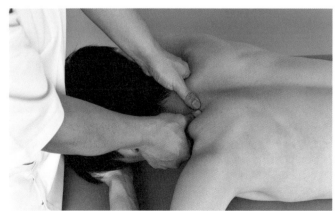

7

제7경추와 제1흉추의 관절을 촉진한다.

같은 순서로 제7경추와 제1흉추의 관절을 촉진한다.

흉추

Thoracic vertebra

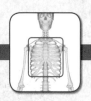

경추 하부에 줄지어 있는 12개의 척추골이 흉추다. 흉곽의 배면을 형성하고, 추간 관절을 구성함과 동시에 늑골과 연결해 늑추 간 관절도 구성한다.

관련 있는 뼈

제1~12흉추, 흉골, 늑골

주요 근육의 시작과 끝

[시작] 흉반 극근, 경극근, 흉극근, 경최장근, 상후 거근, 하후 거근, 승모근, 광배근, 단조골 거근, 장조골 거근, 경판 상근, 대능형근, 두판 상근

[끝] 흉반 극근, 흉극근, 다열근, 회선근

배면

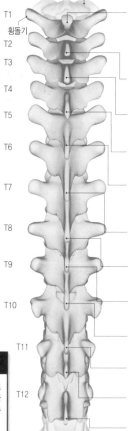

제7경추

T1
횡돌기
T2
T3
T4
T5
T6
T7
T8
T9
T10
T11
T12

제1흉추 극돌기
제1흉추의 후단에 돌출해 있는 돌기를 말한다. 경판 상근 · 대능형근 · 승모근(중부 · 하부섬유), 광배근(추골부)및 두판 상근의 일부가 시작되고 흉극근, 흉반 극근 · 다열근 · 회선근의 일부가 끝난다. 수평에 가깝다.

제2흉추 극돌기
제2흉추의 후단에 돌출해 있는 돌기를 말한다. 수평에 가깝다.

제3흉추 극돌기
제3흉추의 후단에 돌출해 있는 돌기를 말한다.

제4흉추 극돌기
제4흉추의 후단에 돌출해 있는 돌기를 말한다.

제5흉추 극돌기
제5흉추의 후단에 돌출해 있는 돌기를 말한다.
제5~8흉추 극돌기는 길고, 서로 겹쳐 수직에 가깝다.

제6흉추 극돌기
제6흉추의 후단에 돌출해 있는 돌기를 말한다.

제7흉추 극돌기
제7흉추의 후단에 돌출해 있는 돌기를 말한다.

제8흉추 극돌기
제8흉추의 후단에 돌출해 있는 돌기를 말한다.

제9흉추 극돌기
제9흉추의 후단에서 후하방으로 돌출해 있는 돌기를 말한다.

제10흉추 극돌기
제10흉추의 후단에서 후하방으로 돌출해 있는 돌기를 말한다.

제11흉추 극돌기
제11흉추의 후단에서 후하방으로 돌출해 있는 돌기를 말한다.

제12흉추 극돌기
제12흉추의 후단에서 후하방으로 돌출해 있는 돌기를 말한다.

제1요추

특징

흉추의 특징은 좌우 양측으로 뻗은 횡극 및 후단에 돌출된 극돌기이다. 척수가 지나가는 추공은 둥근 형상을 띠고 있다.

1 제1흉추 극돌기의 촉진

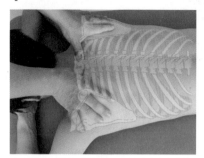

제7경추를 촉진한 후 미측(하방)으로 짚어 나간다. 제1흉추의 극돌기는 제7경추의 극돌기보다 돌출되어 있다.

2 제2흉추 극돌기의 촉진

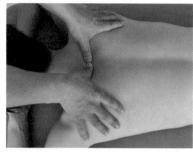

제1흉추 극돌기에서 다시 미측(하방)으로 내려간다. 제1, 2극 돌기는 수평에 가까운 형상을 띠고 있다.

3 제3흉추 극돌기의 촉진

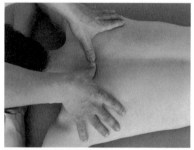

제3흉추 극돌기는 팔을 몸통 쪽에 두었을 때의 좌우 견갑극 기부를 이은 선과 거의 같은 높이에 있다.

4 제4흉추 극돌기의 촉진

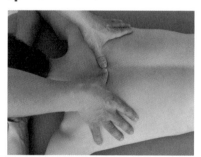

제3, 4흉추의 극돌기를 만져보면 경사진 것을 알 수 있다.

5 제5흉추 극돌기의 촉진

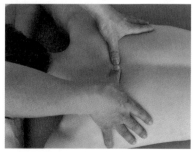

제5흉추 극돌기는 길고, 수직에 가까운 형상을 하고 있다.

6 제6흉추 극돌기의 촉진

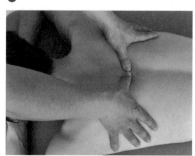

제6흉추의 극돌기는 제5흉추 극돌기처럼 길고, 제5~8흉추에 걸쳐 서로 겹치듯이 수직 방향으로 뻗어 있다.

1 제7흉추 극돌기의 촉진

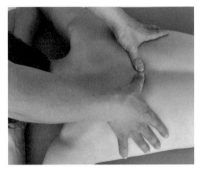

제7흉추 극돌기의 높이는 좌우 견갑골 하각을 이은 선과 거의 같다.

확대한 모습

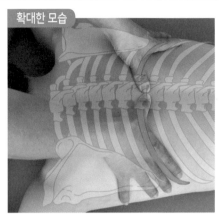

2 제8흉추 극돌기의 촉진

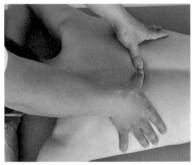

제7흉추 극돌기에서 3뼘 떨어진 거리이다.

3 제9흉추 극돌기의 촉진

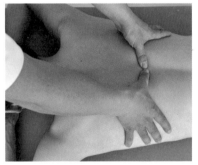

제8흉추 극돌기에서 2뼘 떨어진 거리이다.

4 제10흉추 극돌기의 촉진

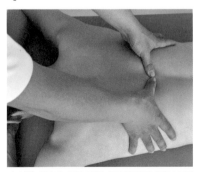

제10흉추 극돌기는 좌우 제12늑골의 경사각을 이은 선과의 교점에 위치한다.

5 제11흉추 극돌기의 촉진

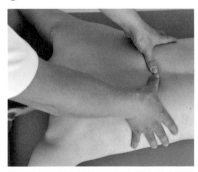

제10흉추 극돌기와의 거리는 1.5뼘이고, 제11, 제12 극돌기는 거의 수평에 가깝다.

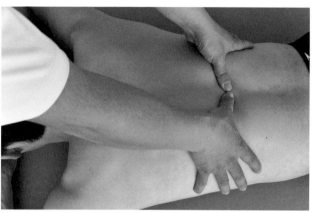

6

제12흉추 극돌기의 촉진

제12흉추 극돌기는 견갑골 하각에서 장골능까지 수직선을 내려그은 길이의 약 2분의 1 높이에 위치한다.

 column 척주의 인대

척추는 경추·흉추·요추의 각 관절을 통해 모두 얇고 강한 관절낭에 싸여 있다. 그리고 각 관절은 강인한 인대가 보강하고 있다. 추체의 앞면에는 폭넓게 주행하는 전종 인대, 추체의 후면에는 후종 인대가 주행한다. 이 밖에도 상하의 추궁이나 극돌기를 연결하는 황색 인대, 극간 인대 등 다양한 인대가 척추를 상호보완적으로 안정시키는 작용을 한다.

수핵
추간판의 중앙을 차지하고 있는 젤리 상태의 콜라겐 섬유를 말한다.

섬유륜
추간판의 표면 부분을 말한다. 수핵을 감싸듯이 섬유성 결장 조직이 주행한다.

전종 인대
척추 앞면을 길게 세로로 주행하는 인대를 말한다. 후두골저에서 선골 앞면에 이른다. 심층의 섬유는 추간판의 전연과 결합한다. 매우 강인하고 두꺼운데, 흉추와 요추에서는 특히 두껍다.

후종 인대
추체와 추간판의 후면을 따라 척주관의 전벽을 세로로 주행하는 인대를 말한다. 전종 인대와 함께 척주를 전후로 받쳐 준다. 폭은 상단이 가장 넓고 하부로 갈수록 좁아진다.

추간판
척추의 상하에 인접하는 추체를 결합하는 원반상의 섬유 연골을 말한다. 관절에 걸리는 충격을 완화하는 작용을 한다.

횡돌 간인대
각 추골의 횡돌기를 상하로 연결하는 인대를 말한다.

황색 인대
상하의 추골을 연결하는 인대로, 탄력성이 있다. 노란색을 띠고 있어 '황색 인대'라는 이름이 붙었는데, '추궁 간인대'라고도 한다. 위쪽 추궁(척추뼈 고리)의 아래쪽 가장자리 앞쪽에서 아래쪽의 추궁 상연에 이른다.

극간 인대
각 추골의 극돌기를 상하로 연결하는 얇은 막성 인대를 말한다. 요부에서는 특히 강도가 높다. 뒤쪽에서는 극상 인대, 앞쪽에서는 황색 인대와 섞인다.

극상 인대
제7경추에서 천골까지의 극돌기 선단 간을 연결하는 강인한 섬유 다발을 말한다. 제7경추보다 상위에서는 정인대에 이어진다.

흉추 추간 관절

Joint of the thoracic vertebra

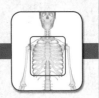

흉추 추간 관절은 추골 중 흉추끼리 연결되어 있다. 가동범위가 좁은 평면 관절이지만, 여러 마디로 큰 움직임을 만든다.

관련 있는 뼈

제1~12흉추

근접하는 주요 근육 · 인대

근육 최장근, 판상근, 장륵근, 횡돌간근, 극간근, 회선근, 극근

인대 전종 인대, 후종 인대, 극상 인대, 극간 인대

배면

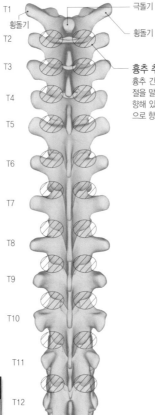

T1
극돌기
횡돌기
T2
횡돌기

T3
흉추 추간 관절
흉추 간 연결에 따라 형성되는 다축성 평면 관절을 말한다. 상관절면은 후방 외에 바깥으로도 향해 있고, 하관절면은 앞쪽 및 안쪽 아래 방향으로 향해 있다.

T4

T5

T6

T7

T8

T9

T10

T11

T12

특징

흉추 추간 관절은 측굴과 회선의 움직임이 신전보다 제한되어 있다.

1 제2경추를 확인한다.

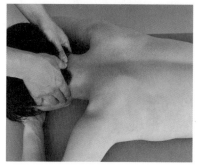

제2경추 극돌기에서 미측(하방)으로 짚어 나간다.

2 제1흉추 극돌기를 확인한다.

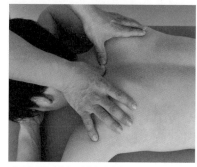

제2경추 극돌기에서 8번째의 제1흉추 극돌기를 확인한다.

3 제1·2관절면(오른쪽)의 촉진

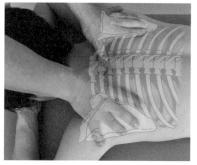

좌우에 한 쌍 있는 하관절면과 상관절면의 연결 부분을 촉진한다. 왼쪽에 있는 제1·2흉추 추간 관절을 촉진하는 모습이다.

4 제1·2관절면(왼쪽)의 촉진

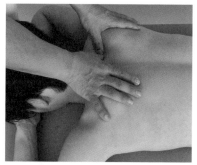

3과 마찬가지로 오른쪽에 있는 제1, 2흉추 추간 관절을 촉진한다.

5 제2·3관절면(왼쪽)의 촉진

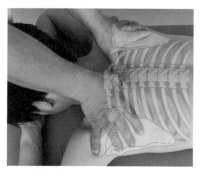

순서는 **2**, **3**과 같다.

6 제2·3관절면(오른쪽)의 촉진

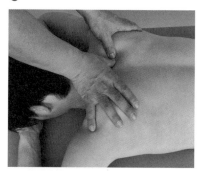

순서는 **2**, **3**과 같다.

4장
척주의 촉진

149

요추

Lumbar vertebra

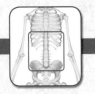

흉곽과 천골 사이에서 허리를 구성하는 5개의 척추골을 말한다. 허리 부분은 체간 중에서도 유난히 큰 부하가 걸린다. 척추 가운데 가장 큰 형상을 띠고 있다.

관련 있는 뼈

제1~5요추

주요 근육의 시작과 끝

시작 흉최장근, 대요근(심두), 대요근(천두), 회선근, 소요근, 횡격막(요추부), 광배근, 흉극근, 하후 거근

끝 횡격막, 요방형근, 흉최장근, 다열근, 회선근

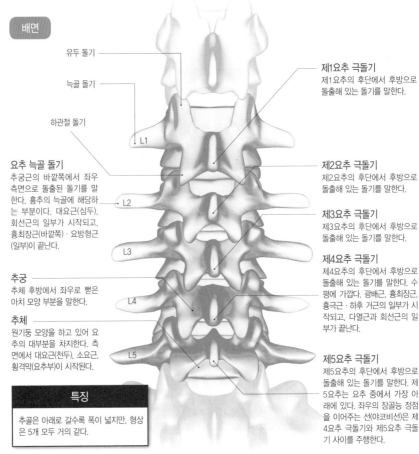

배면

유두 돌기

늑골 돌기

하관절 돌기

L1

요추 늑골 돌기
추궁근의 바깥쪽에서 좌우 측면으로 돌출된 돌기를 말한다. 흉추의 늑골에 해당하는 부분이다. 대요근(심두), 회선근의 일부가 시작되고, 흉최장근(바깥쪽)·요방형근(일부)이 끝난다.

L2

L3

추궁
추체 후방에서 좌우로 뻗은 아치 모양 부분을 말한다.

L4

추체
원기둥 모양을 하고 있어 요추의 대부분을 차지한다. 측면에서 대요근(천두), 소요근, 횡격막(요추부)이 시작된다.

L5

제1요추 극돌기
제1요추의 후단에서 후방으로 돌출해 있는 돌기를 말한다.

제2요추 극돌기
제2요추의 후단에서 후방으로 돌출해 있는 돌기를 말한다.

제3요추 극돌기
제3요추의 후단에서 후방으로 돌출해 있는 돌기를 말한다.

제4요추 극돌기
제4요추의 후단에서 후방으로 돌출해 있는 돌기를 말한다. 수평에 가깝다. 광배근, 흉최장근, 흉극근·하후 거근의 일부가 시작되고, 다열근과 회선근의 일부가 끝난다.

제5요추 극돌기
제5요추의 후단에서 후방으로 돌출해 있는 돌기를 말한다. 제5요추는 요추 중에서 가장 아래에 있다. 좌우의 장골능 정점을 이어주는 선(야코비선)은 제4요추 극돌기와 제5요추 극돌기 사이를 주행한다.

특징

추골은 아래로 갈수록 폭이 넓지만, 형상은 5개 모두 거의 같다.

1 엎드려 누워 편안한 자세를 취하게 한다.

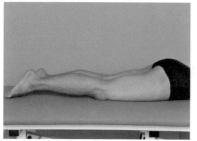

환자는 엎드려 눕는다.

2 천골을 확인한다.

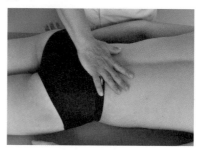

처음에 천골을 확인하고, 머리 쪽을 짚어 나간다.

3 처음에 닿는 요추 극돌기를 촉진한다.

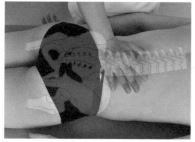

천골에서 머리 쪽으로 짚어 나가다 보면, 처음에 닿는 곳이
제5요추 극돌기이다.

4 제5요추에서 머리 쪽으로 짚어 나간다.

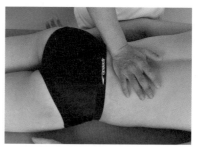

제5요추 극돌기를 다시 머리 쪽으로 짚어 나가다 보면, 하나
위에 있는 것이 제4요추 극돌기이다.

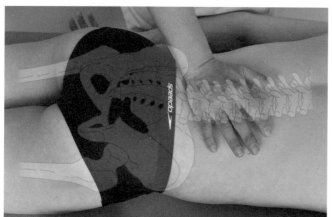

5

제4, 5요추 극돌기를 촉
지한다.

좌우의 장골능 정점을 연결
하는 선(야코비선)은 제4·5
극돌기 사이를 지난다. 극돌
기 사이의 거리는 1.5뼘이다.

1 제3요추 극돌기의 촉진한다.

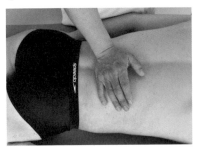

제4요추 극돌기에서 머리 쪽으로 이동시켜 제3요추 극돌기를 촉진한다.

2 제2요추 극돌기의 촉진한다.

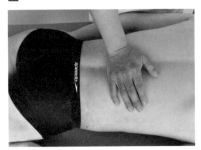

다시 머리 쪽으로 짚어 나가면서 제2요추 극돌기를 촉진한다.

3 제1요추 극돌기의 촉진한다.

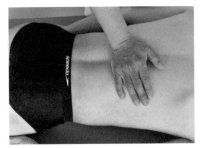

다시 머리 쪽으로 짚어 나가면서 제1요추 극돌기를 촉진한다.

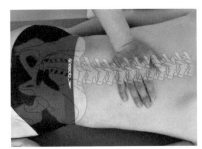

5개의 요추는 거의 같은 형상으로, 극돌기가 각각 수평으로 돌출해 있다.

---

column 촉진하는 손

촉진의 경우, 표층 조직을 만져볼 때와 심층을 만져볼 때 들어가는 힘이 다르고, 부위에 따라서도 만져보는 방법이 다르다. 촉진하는 곳의 폭이 좁으면 일반적으로 손가락을 1개만 사용해 촉진하지만, 폭이 넓은 부위는 여러 손가락을 사용해 촉진한다. 신경의 주행을 만져볼 때는 손가락 끝이나 손바닥이 아니라 손톱으로 톡톡 치기도 한다. 이처럼 촉진은 목적에 따라 손가락과 손바닥의 사용법이 다르다.

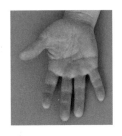

중요한 것은 촉진하는 손의 감각이 민감해야 하고, 모든 상태를 느낄 수 있어야 한다는 것이다. 이를 위해서는 가급적 손가락 끝이 편안한 상태로 촉진하는 것이 중요하다.

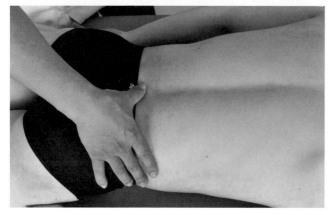

1 제5요추를 확인한다.

제4, 5의 각 요추 극돌기는 겹쳐 있지 않기 때문에 추체가 일정 기준이 된다.

2 제5요추 늑골 돌기(왼쪽)를 촉진한다.

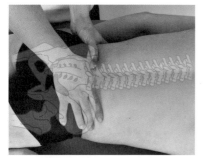

제5요추 늑골 돌기는 극돌기의 외측 약 4cm의 위치에 있다.

3 제5요추 늑골 돌기(오른쪽)를 촉진한다.

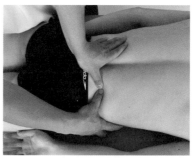

2와 같은 순서로, 오른쪽 늑골 돌기를 촉진한다.

4 제4요추 늑골 돌기(왼쪽)를 촉진한다.

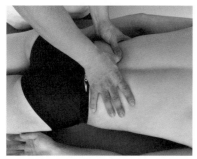

제5요추 늑골 돌기에서 머리 쪽으로 짚어 나가면서 제4늑골 돌기를 만져본다.

5 제4요추 늑골 돌기(오른쪽)를 촉진한다.

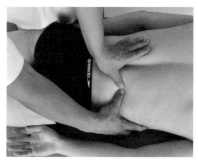

4와 같은 순서로, 오른쪽 늑골 돌기를 촉진한다. 순서는 이하 제1요추 늑골 돌기까지 같다.

요추 추간 관절

Joint of the lumbar vertebra

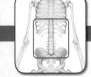

요추 추간 관절은 추골 중 요추 간 연결로 구성되어 있다. 가동범위가 얼마 안 되는 평면 관절이지만, 여러 관절로 큰 움직임을 만든다.

관련 있는 뼈

제1~5요추

주요 근육의 시작과 끝

시작 흉최장근, 대요근
끝 횡격막, 요방형근

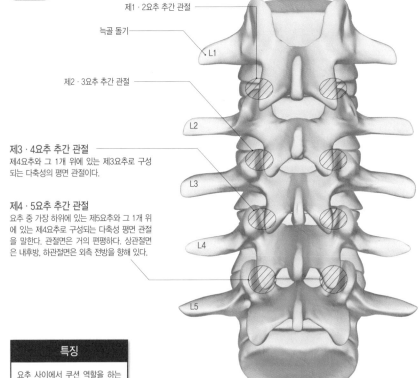

배면

- 제1·2요추 추간 관절
- 늑골 돌기
- L1
- 제2·3요추 추간 관절
- L2

제3·4요추 추간 관절
제4요추와 그 1개 위에 있는 제3요추로 구성되는 다축성의 평면 관절이다.

- L3

제4·5요추 추간 관절
요추 중 가장 하위에 있는 제5요추와 그 1개 위에 있는 제4요추로 구성되는 다축성 평면 관절을 말한다. 관절면은 거의 편평하다. 상관절면은 내후방, 하관절면은 외측 전방을 향해 있다.

- L4
- L5

특징

요추 사이에서 쿠션 역할을 하는 추간원판이 열화하거나 손상되면, 요추 추간판 헤르니아나 요추 전위증이 발병할 우려가 있다.

1 제4, 5관절면(왼쪽)을 촉진한다.

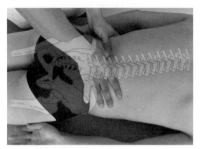

제5요추 극돌기를 확인하고 왼쪽 바깥으로 약 2.5cm 짚어 나가다 제4, 5요추의 관절면을 촉진한다.

2 제4, 5관절면(오른쪽)을 촉진한다.

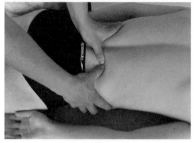

1과 같은 순서로 오른쪽 바깥으로 약 2.5cm 짚어 나가다 제4, 5요추의 관절면을 촉진한다.

3 제3, 4관절면(왼쪽)을 촉진한다.

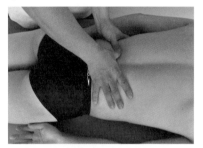

제4요추 극돌기에서 머리 쪽으로 짚어 나가다 1과 같은 순으로 제3, 4요추 추간 관절(왼쪽)을 촉진한다.

4 제3, 4관절면(오른쪽)을 촉진한다.

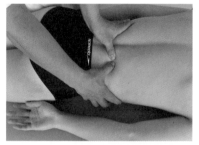

3과 같은 순서로 제3, 4요추 추간 관절(왼쪽)을 촉진한다.

---

column ## 요추 추간판 탈출증

요추 추간판 헤르니아는 추간판의 외측 섬유 고리에 균열이 생기고, 골수 핵이 후방으로 탈출하면서 신경 뿌리를 압박하면서 생긴다. 발병 원인은 경추 추간판 탈출증(138쪽 참조)과 같다. 일정 연령 이상의 남성에게 발병률이 높은 것도 공통적이다. 경추 추간판 탈출증과 다른 점은 요추 추간판 탈출증의 후발 부위가 제4, 5요추 간, 제5요추·제1천골, 제3, 4요추 사이인 것과 주요 증상이 요통, 좌골 신경통, 대퇴 신경통 등으로 나타난다는 것이다. 진단할 때는 환자를 바로 눕게 하고 무릎 관절을 신전한 상태에서 발을 천천히 거상(하지 신전 거상 테스트)한다. 이때 통증이 느껴지고 가동범위가 70도 이하이면 양성으로, 요추 추간판 탈출증을 의심할 수 있다. 다만, 신경근의 통증 원인은 여러 가지이므로 정확하게 판단하기 위해서는 엑스레이 촬영이나 MRI 등과 같은 검사가 필요하다.

허리의 가동범위

추간 관절은 평면 관절이며, 가동범위가 아주 좁지만, 여러 추간 관절이 동시에 가동하여 척주 전체로는 크게 움직일 수 있다. 다축성이기 때문에 전후좌우(굴곡. 신전, 측굴) 및 회선의 움직임이 가능한 것도 특징이다.

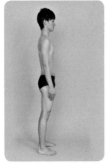

1 기본자세(가로)

안정적인 자세는 굴곡 신전 중간 상태이다.

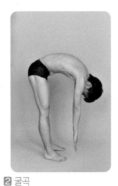

2 굴곡

허리를 구부려 상체를 앞으로 숙인다.

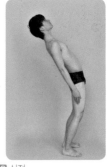

3 신전

허리를 젖히고 신체를 뒤로 굽힌다.

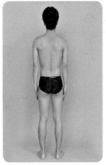

4 기본자세(배면)

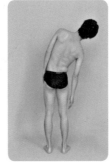

5 측굴(오른쪽)

상체를 오른쪽으로 굽힌다.

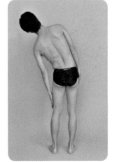

6 측굴(왼쪽)

상체를 왼쪽으로 굽힌다.

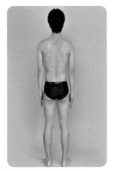

7 기본자세(배면)

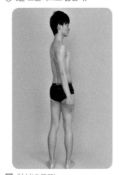

8 회선(오른쪽)

요추를 회전축으로 삼아 상체를 오른쪽으로 돌린다.

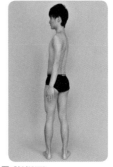

9 회선(왼쪽)

요추를 회전축으로 삼아 상체를 왼쪽으로 돌린다.

흉곽의 촉진

흉골

Sternal bone

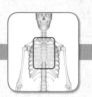

흉부 앞쪽 중앙에 있는 편평골을 말한다. 상연 양측은 쇄골과 흉쇄 관절을 구성하고, 측연의 좌우에 늑골이 연결되어 흉늑 관절을 구성한다.

관련 있는 뼈

흉늑 관절

주요 근육의 시작

시작 대흉근, 흉횡근, 갑상 설골근, 흉골 설골근, 흉골 갑상근, 흉쇄 유돌근
끝 복직근, 복횡근

앞면

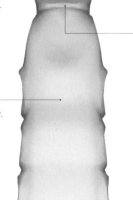

경절흔
흉골의 상연 중앙에 위치한 얕은 홈을 말한다. 양측 흉쇄 유돌근의 흉골두에 끼여 좌우 쇄골 사이에 있는 홈을 두측에서 촉지할 수 있다.

흉골병
흉골 중 상부 약 3분의 1을 차지하는 부분을 말한다. 대흉근(흉늑부), 흉쇄 유돌근(흉골두), 흉골 설골근, 흉골 갑상선근이 시작된다.

흉골각
흉골병과 흉골체의 결합 부분을 말한다. 제5흉추의 높이에 있으며, 앞으로 돌출되어 있다.

흉골체
흉골의 중부에서 제2~7늑골이 연결된다. 대흉근(흉늑부)이 시작된다.

검상 돌기
흉골체의 미측(하방)에 위치하고 있는 연골성의 돌기를 말한다. 횡격막(흉골부)이 시작된다. 복직근·복횡근의 일부가 끝난다.

특징

흉골은 위에서 차례대로 흉골병, 흉골체, 검상 돌기 세 부분으로 이루어져 있고, 전체적으로 약간 앞쪽으로 굽은 형상을 하고 있다.

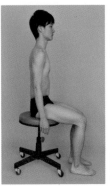

1 앉아서 편안한 자세를 취하게 한다.

환자는 앉은 자세(또는 선 자세도 가능), 촉진자는 앞에 위치한다.

2 쇄골을 안쪽으로 짚어 나간다.

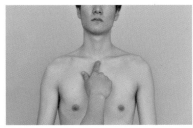

쇄골을 안쪽으로 짚어 나가다 좌우 쇄골 간의 중앙에 있는 약간 오목한 곳의 경절흔을 아래에서 위로 짚어 나가면서 촉진한다.

3 경절흔을 촉지한다.

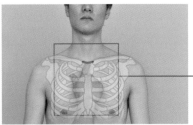

피부 위에서 촉지할 수 있지만, 쇄골 간 인대를 너무 압박하지 않도록 주의해야 한다. 결절흔은 양쪽 흉쇄 유돌기의 경골두에 끼어 있다.

확대한 모습

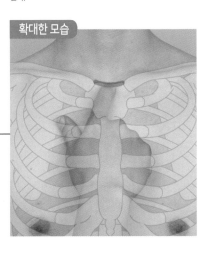

1 흉골의 돌출 부분을 확인한다.

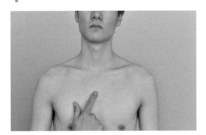

손바닥을 세로로 대고 돌출 부분이 있으면 그곳이 흉골체의 결합부(흉골각)이다. 흉골 경절흔보다 약 5cm 아래에 있다.

2 돌출 부분의 융기를 촉지한다.

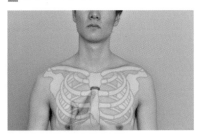

결합부의 융기를 위에서 아래로 손가락을 움직이면서 촉지한다.

1 흉골의 상부를 촉진한다.

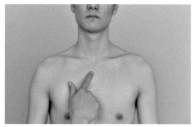

흉골병은 흉골각을 경계로 한 상부 약 3분의 1을 차지하는 흉골에서 가장 두꺼운 부분이다. 위의 폭넓은 부분은 폭이 좁은 아래쪽과 비교해서 깊이도 있다.

2 흉골병을 촉지한다.

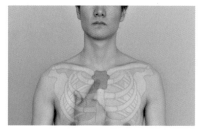

붉은색으로 나타낸 범위가 흉골병이다.

1 흉골체의 상단에서 아래쪽으로 촉지한다.

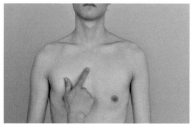

흉골체의 최상부와 접한 흉골각에서 아래쪽으로 향하면서 촉진한다.

2 흉골체의 하단까지 촉지한다.

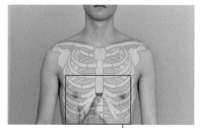

사진은 손가락이 흉골체의 하단까지 도달한 곳이다.

확대한 모습

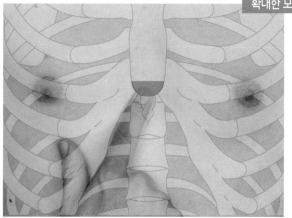

1 복부를 아래에서 위로 짚어 나간다.

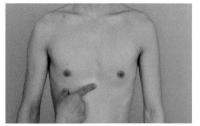

복부 중앙을 아래에서 위로 짚어 나가다 보면 흉골 하부에서 처음으로 촉지되는 연골성의 돌기가 검상 돌기이다.

2 흉골체까지 아래에서 위로 짚어 나간다.

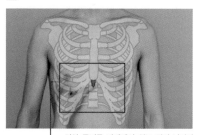

검상 돌기를 아래에서 위로 짚어 나가다 보면 검상 돌기의 상단과 흉골체의 결합부 (흉골검 결합)에 손이 닿는다.

확대한 모습

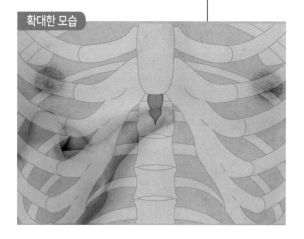

---

column 흉골각

흉골은 흉골병, 흉골체, 검상 돌기 세 부분으로 구성되어 있는데, 그중 흉골병과 흉골체의 경계를 '흉골각(루이각)' 이라고 한다.

이곳은 해부학적으로 중요하다. 이 부분을 지나는 수평면(흉골각 평면)은 정확히 기관이 기관지와 분지하는 높이와 일치하기 때문이다. 기관은 후두에서 식도 앞을 내려가다 기관지와 연결된다. 기관지는 기관의 하단에서 좌우로 나뉘어 양쪽 폐로 통하는 가는 관을 형상을 띠고 있다.

흉골병과 흉골체의 경계를 찾을 때는 흉골 상연에서 몇 센티미터 아래를 짚어 나가다 볼록한 부분을 확인하면 된다. 흉골병과 흉골각의 경계는 제2늑골이 흉골과 연결되는 부분이므로 이를 기준으로 삼아도 된다.

늑골

Rib

흉부의 내장 기관을 보호하는 활 모양의 뼈로, 좌우 12쌍(24개)이 있다. 흉추와 늑골 관절을 구성하고, 위의 7쌍은 흉골과 흉늑 관절을 구성한다. '갈비뼈'라고도 한다.

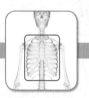

관련 있는 뼈

흉조 관절(늑골 늑연골 결합, 흉골 늑연골 결합), 늑추 관절

주요 근육의 시작과 끝

시작 흉골 설골근, 광경근, 두장 늑근, 광배근, 소흉근, 전거근, 쇄골하근, 외늑간근, 내늑간근, 횡격막, 외복사근

끝 전 사각근, 중 사각근, 후 사각근, 흉장늑근, 상후 거근, 하후 거근, 외늑간근, 내늑간근, 늑하근, 단늑골거근, 장늑골거근, 내복사근, 요방형근

앞면

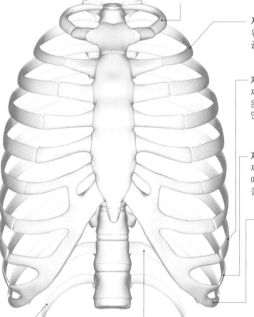

제1늑골
가장 위에 있는 늑골로 늑골 중 가장 짧다. 제1흉추의 추체에 단일 관절면을 갖는다.

제2늑골
위에서 2번째에 있는 늑골을 말한다. 흉골각의 높이에 위치한다.

제8늑골
제7늑연골을 통해 흉골과 결합하는 구조 가운데 가장 상위에 위치한다. 후단은 흉추와 연결되어 늑추 관절을 구성한다.

제9늑골
제7늑연골을 통해 흉골과 결합하는 구조 속에서는 중앙에 위치한다. 후단은 흉추와 연결되어 늑추 관절을 구성한다.

제10늑골
제7늑연골을 통해 흉골과 결합하는 늑골 중 가장 아래에 위치한다. 후단은 흉추와 연결되어 조관절을 구성한다.

제12늑골
제1늑골과 함께 늑골 중 가장 짧다. 흉추와 관절을 구성하는데, 앞쪽 끝은 복벽근 속에 유리되어 있다.

제11늑골
제12늑골과 함께 흉추와 관절을 이룬다. 아래 2쌍의 늑골 중에서는 상단에 위치한다. 앞쪽 끝은 복벽근 속에 유리되어 있다.

특징

늑골의 길이는 제1~7늑골까지는 아래로 갈수록 길어지고, 제8늑골부터는 점점 짧아진다.

제1늑골의 촉진 순서

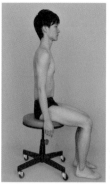

1 앉아서 편안한 자세를
취하게 한다.

환자는 의자에 앉고, 촉진자
는 뒤쪽에 위치한다.

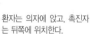
2 앞쪽을 촉진한다.

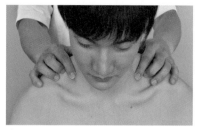

제1늑골의 늑골체는 머리 쪽에서 미측(하방)을 향해가다 승
모근을 통해 만져본다.

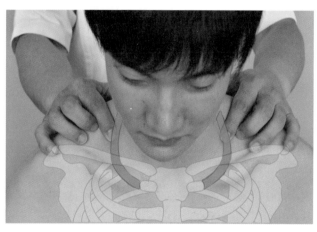

3 상면을 촉진한다.

늑골체 후부는 제1흉추 극돌
기의 외측을 머리 쪽에서 미
측(하방)을 향해가다 승모근
위에서 만져볼 수 있다.

5장 흉곽의 촉진

제2늑골의 촉진 순서

1 흉골각을 옆으로 짚어 나간다.

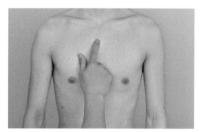

제2늑골은 흉골각의 높이에 해당하므로 처음에 흉골각을 확
인한 후 같은 높이의 늑골을 좌우 옆으로 짚어 나간다.

2 쇄골 미측(하방)을 만져본다.

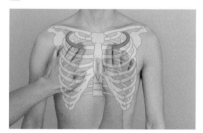

쇄골의 미측(하방)에서 늑골체의 앞부분을 만져본다.

1 늑골의 하단을 확인한다.

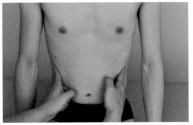

앞쪽 끝이 복벽근 속에 유리된 부유 늑골 중 최하단에 있는 것이 제12늑골이다. 몸통을 아래쪽으로 짚어 나가다 보면 촉지할 수 있다.

2 앞쪽 끝을 후방으로 짚어 나간다.

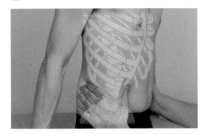

앞쪽 끝에서부터 후단을 짚어 나가다 늑골체 후부를 만져본다.

1 제12늑골을 확인한다.

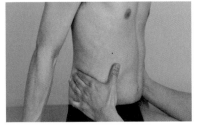

아래에 있는 2쌍의 부유 늑골 중 위에 있는 것이 제11늑골이다. 제12늑골을 확인한 후 제11늑골을 촉진한다.

2 제11늑골을 촉지한다.

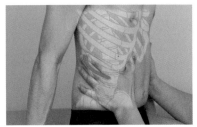

제11늑골은 몸통 쪽의 후방에서부터 앞쪽으로 약 3분의 2의 거리, 늑연골의 앞쪽 끝이 있다.

1 늑연골에서 늑골에 손가락을 짚어 나간다.

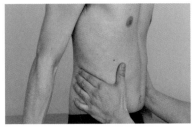

제7늑골 절흔에서 흉골체와 접합하는 제7늑연골을 외측으로 짚어 나가다 하단에서 접합하는 제10늑연골에서 제10늑골로 짚어 나간다.

2 제10늑골을 촉지한다.

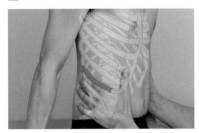

검지손가락으로 만지고 있는 것이 제10늑골이다.

제9늑골의 촉진 순서

1 제10늑골의 위쪽에 있는 늑골을 촉진한다.

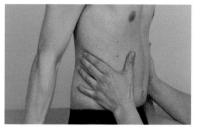

제10늑골과 마찬가지로 늑골체를 앞부분에서 후부에 걸쳐 촉지한다.

2 제9늑골을 촉지한다.

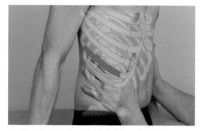

검지손가락으로 만지고 있는 것이 제9늑골이다. 늑골 늑연골 연결을 경계로 위쪽으로 향하는 경사가 모든 늑골 중 가장 크다.

제8늑골의 촉진 순서

1 제9늑골의 상단에 있는 늑골을 촉진한다.

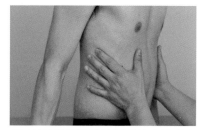

제9늑골과 같이 늑골체를 앞부분에서 후부에 걸쳐 촉지한다.

2 제8늑골을 촉지한다.

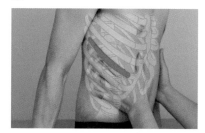

검지손가락으로 만지고 있는 것이 제8늑골이다.

---

column ## 호흡 시 늑골의 움직임

외부에서 산소를 들이마시고 이산화탄소를 배출하기 위한 인간의 호흡 운동에는 '복식 호흡'과 '흉식 호흡'이 있다. 복식 호흡은 횡격막의 상하 운동이 주체가 되는 호흡으로, 숨을 들이마실 때 횡격막이 내려가고 숨을 내쉴 때 올라가기 때문에 복부의 움직임이 현저하다.

이에 반해, 흉식 호흡은 늑간근에 따른 흉부 운동이 주체가 되는 호흡이기 때문에 흉부의 움직임이 현저하다. 이러한 움직임이 가능한 이유는 흉곽에 유연성이 있기 때문이다. 숨을 들이마실 때는 흉부와 어깨가 올라가고, 내쉴 때는 내려간다. 흉곽이 유연한 이유는 늑골과 흉골이 직결되어 있지 않고, 늑연골을 사이에 두고 연결되어 있기 때문이다. 이 때문에 호흡 운동을 보조할 수 있는 것이다. 또한 일반적으로 남성은 복식 호흡, 여성은 흉식 호흡을 하는 경향이 강한 것으로 알려져 있다.

흉부의 인대

늑골과 흉추가 연결되어 평면 관절인 늑추 관절을 구성한다. 관절의 가동범위는 작지만, 호흡할 때 흉곽을 넓히려는 움직임 등에 관여한다. 이 늑추 관절은 늑골두와 흉추 추체의 늑골와가 연결되는 늑골두 관절과 늑골 결절과 흉추의 횡돌기단 늑골와가 연결되는 '늑횡돌 관절'이라는 두 관절로 이루어져 있다. 이들 중 늑골두 관절을 보강하는 것이 방사상 늑골두 인대와 관절 내 늑골두 인대, 늑횡돌 관절을 보강하는 것이 늑횡돌 인대, 외측 늑횡돌 인대, 상늑횡돌 인대이다.

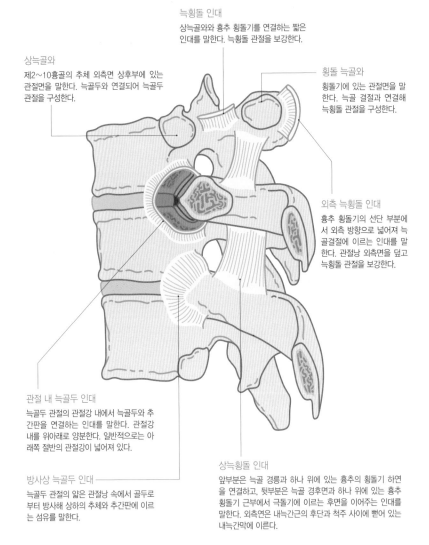

늑횡돌 인대
상늑골와와 흉추 횡돌기를 연결하는 짧은 인대를 말한다. 늑횡돌 관절을 보강한다.

상늑골와
제2~10흉골의 추체 외측면 상후부에 있는 관절면을 말한다. 늑골두와 연결되어 늑골두 관절을 구성한다.

횡돌 늑골와
횡돌기에 있는 관절면을 말한다. 늑골 결절과 연결해 늑횡돌 관절을 구성한다.

외측 늑횡돌 인대
흉추 횡돌기의 선단 부분에서 외측 방향으로 넓어져 늑골결절에 이르는 인대를 말한다. 관절낭 외측면을 덮고 늑횡돌 관절을 보강한다.

관절 내 늑골두 인대
늑골두 관절의 관절강 내에서 늑골두와 추간판을 연결하는 인대를 말한다. 관절강 내를 위아래로 양분한다. 일반적으로는 아래쪽 절반의 관절강이 넓어져 있다.

방사상 늑골두 인대
늑골두 관절의 얇은 관절낭 속에서 골두로부터 방사해 상하의 추체와 추간판에 이르는 섬유를 말한다.

상늑횡돌 인대
앞부분은 늑골 경릉과 하나 위에 있는 흉추의 횡돌기 하연을 연결하고, 뒷부분은 늑골 경후면과 하나 위에 있는 흉추 횡돌기 근부에서 극돌기에 이르는 후면을 이어주는 인대를 말한다. 외측연은 내늑간근의 후단과 척주 사이에 뻗어 있는 내늑간막에 이른다.

6장

신경의 촉진

상지의 신경

Nerve of the upper limb

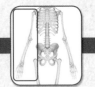

상완 신경총에서 유래하는 신경으로, 정중 신경, 척골 신경, 요골 신경의 지름이 크고, 상완을 하행하면서 다시 여러 신경으로 분지한다.

관련 있는 뼈

상완골, 요골, 척골

근접하는 주요 근육

근육 방형 회내근, 원회내근, 요측 수근 굴근, 장장근, 장모지 굴근, 단모지 외전근, 모지 대립근, 단 지굴근, 충양근, 천지굴근, 심지굴근, 척측 수근 굴근, 모지 내전근, 배측 골간근, 장측 골간근, 소지 외전근, 단소지 굴근, 소지 대립근, 잔장근, 상완 삼두근, 주근, 완요 골근, 전완 신근

오른쪽 앞면

척골 신경
상완부에서는 상완골 척골 신경구, 전완부에서는 척골을 따라 안쪽을 주행하는 신경 조직을 말한다. 주행 도중 척측 수근 굴근과 지굴근에 근지(筋枝)를 내보낸다.

정중 신경
상완의 안쪽을 하강하여 팔꿈치 안쪽, 전완의 굴측을 지나 수관절과 손바닥에 이르는 신경 조직을 말한다. 근육에 운동지를 보내고, 전완의 회내, 수관절이나 손가락의 굴곡, 엄지손가락의 손바닥 측 외전 등의 역할을 제어한다.

요골 신경
상완부에서는 상완부 안쪽의 요골 신경구, 전완부에서는 요골을 따라 바깥쪽을 주행하는 신경 조직을 말한다. 후상완 피신경, 하외측 상완 피신경, 후전완 피신경, 후골간 신경, 배측지 신경으로 분지한다.

특징

척골 신경은 뼈나 근육의 보호를 받지 않는 가장 큰 신경이다. 따라서 많은 신경 중에서도 유독 손상을 입기 쉽다. 요골 신경이 마비되면 손목 관절이나 중수 지절간 관절의 신전, 전완의 회외와 같은 장애가 생긴다.

1 상완 이두근의 척측을 촉진한다.

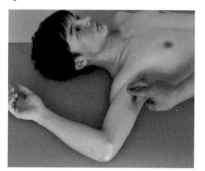

환자를 바로 눕게 한 후 상완을 외전시키면 상완 정중앙을 촉진하기 쉽다.

2 주관절 쪽으로 짚어 나간다.

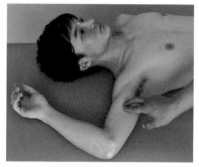

상완 정중앙을 주관절 방향으로 짚어 나간다.

3 다시 주관절 쪽으로 짚어 나간다.

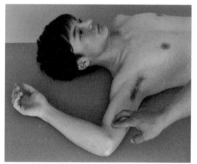

손가락을 신경의 주행에 직교시키면서 다시 주관절 방향으로 짚어 나간다.

4 주관절부를 촉진한다.

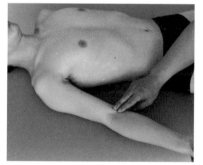

주관절부에서는 상완 이두근의 정지건 안쪽을 지나간다.

5 수장부 쪽으로 짚어 나간다.

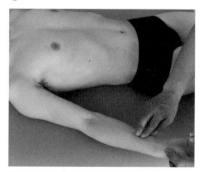

전완 정중앙을 수장부 쪽으로 짚어 나간다.

6 수근관까지 신경의 주행을 짚어 나간다.

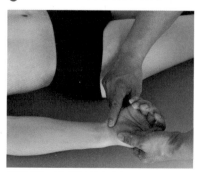

수근관에서는 요측 수근 굴근과 장장근 사이의 심부에서 촉진한다.

1 상완 척측에서 신경의 주행을 확인한다.

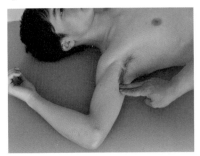

상완의 척측에서 상완 동맥의 배측을 주행하는 신경을 확인한다.

2 주행에 따라 팔꿈치 관절 방향으로 짚어 나간다.

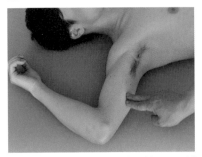

손가락을 신경의 주행에 직교시키면서 주관절 쪽으로 짚어나간다.

3 척골 신경구에서 촉진한다.

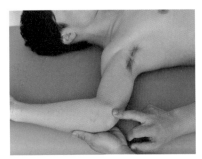

내측 상과의 높이에 있는 척골 신경구에서 촉진한다.

4 주관절을 지난 후 전완 부분에서 촉진한다.

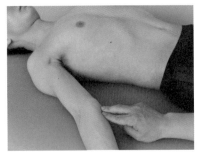

팔꿈치 관절을 지난 후 척측 수근 굴근 내를 빠져나가 전완에 이르는 신경을 촉진한다.

5 전완을 원위 상태로 짚어 나간다.

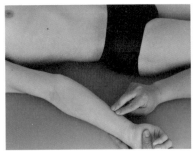

전완 척측을 다시 원위 상태로 짚어 나간다.

6 척골 동맥의 척측에서 촉진한다.

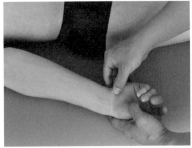

유구골구와 두상골 사이의 척골 신경관에서 척골 신경과 척골 동맥이 통과한다. 이곳에서 촉진할 때는 척골 동맥의 척측에서 척골 신경을 만져본다.

1 상완 외측에서 촉진한다.

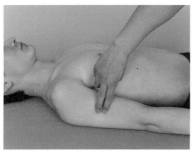

상완 외측에서 상완골과 상완 삼두근 사이의 굵은 신경 섬유를 만져본다.

2 상완골 외측 상과에서 촉진한다.

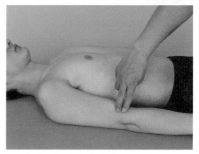

요골 신경은 외측 상과의 약간 원위 상태에서 천지와 심지로 갈라지므로 회외근을 가로지르기 직전(상완 외측 상과 앞면)에서 심지를 만져본다.

3 심지가 끝나는 부위에서 촉진한다.

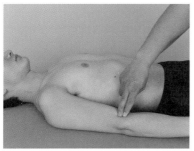

회외근을 가로지른 뒤의 요골 신경은 요골두의 주위를 둘러싸듯이 주행하다 후골간 신경으로 분지한다.

4 요골상에서 만져본다.

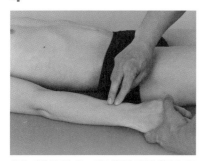

천지는 경상 돌기의 10cm 정도 위에서 피하의 천지가 되므로(완요 골근과 장요측 수근 신근 사이에서 나타남) 요골 경상 돌기의 끝까지 주행을 짚어 나간다.

5 엄지손가락과 검지손가락으로 촉진한다.

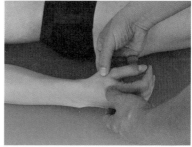

요골 배측을 지나는 천지는 엄지손가락, 검지손가락, 중지손가락에 이르며, 특히 엄지손가락과 검지손가락 사이의 손등쪽이 고유한 지각으로 이루어져 있다.

하지의 신경

Nerve of the lower limb

하지의 신경은 요신경총과 천골 신경총에서 분지해 서로 연결하면서 하지의 운동과 지각을 맡는다.

관련 있는 뼈

천골, 좌골, 대퇴골, 경골, 비골

근접하는 주요 근육

근육 대퇴 이두근, 반건양근, 반막양근, 대 내전근의 후부, 대퇴 이두근 단두, 비복근, 가자미근, 슬와근, 장지굴근, 장모지 굴근, 후 경골근, 발바닥근, 전 경골근, 제3비골근, 장 지신근, 장모지 신근, 단 지신근, 장 비골근, 단 비골근, 대퇴 사두근(대퇴 직근, 외측 광근, 중간 광근, 내측 광근), 봉공근, 치골근

왼쪽 배면

대퇴 신경
요신경총에서 서혜 인대 밑의 근열공을 지나 허벅지에 나온 신경을 말한다. 대퇴 사두근에 분포하는 근지나 대퇴 전측의 피부에 분포하는 전피지를 내고 그 후 복재 신경이 되어 대퇴 안쪽의 피부에 분포한다.

총비골 신경
슬와에서 외측 비복 피신경을 분기한 후 비골두를 돌아 천비골 신경 및 심비골 신경으로 갈라진다.

천비골 신경
하퇴 바깥쪽 비골근군(장 비골근·단 비골근)으로 분지한다. 그 후 하퇴에서 피하에 나와 발등의 피부에 분포한다.

심비골 신경
비골두를 돌아 하퇴 앞면에 나온 총비골 신경에서 갈라져 전경골 동맥과 함께 하퇴의 앞면을 하행한다. 주행 중 하퇴의 신근군에 근지를 낸 후 배측지 신경이 된다.

좌골 신경
이상근 하공에서 대퇴 뒤쪽으로 나와 좌골 결절과 대전자의 중간점이 약간 안쪽을 통과하는 신경을 말한다. 대퇴 이두근 장두와 대 내전근 사이를 수직으로 하행하고, 슬와 위쪽에서 바깥쪽의 총비골 신경과 안쪽 경골 신경으로 분지한다.

경골 신경
좌골 신경에서 유래한 지름이 큰 신경을 말한다. 슬와의 위쪽에서 경골 안쪽을 나란히 지난다. 슬와에서 내측 비복 피신경을 분지하고, 슬와 동맥·슬와 정맥 및 후경골 동맥을 따라 하행하며 내과에서 외측 족저 신경 및 내측 족저 신경으로 분지한다.

비복 신경
경골 신경의 줄기인 내측 비복 피신경과 총비골 신경 줄기의 외측 비복 피신경 중 하나인 비복 신경 교통지가 결합하여 형성되는 말초 신경을 말한다. 아킬레스건의 외측연 근처를 소복재 정맥을 따라 주행하고, 외과와 종골 사이로 들어간다.

특징

좌골 신경은 동일 개체 내에서 가장 큰 지름과 길이를 가진 말초 신경이다.

1 엎드려 누워 편안한 자세를 취하게 한다.

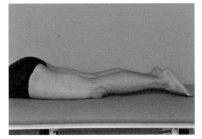

환자는 엎드려 눕는다(복와위).

2 대전자과 좌골 결절을 확인한다.

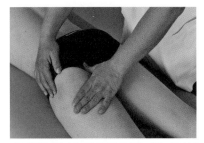

좌골 신경은 대전자과 좌골 결절을 연결하는 선상, 좌골 결절에서 3분의 1인 곳에서 촉지할 수 있다. 인체에서 최대의 신경으로, 굵기는 새끼손가락 정도이다.

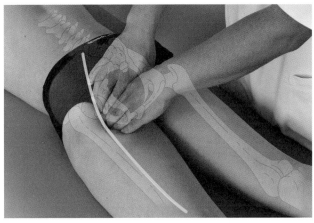

3

다리 쪽으로 짚어 나간다.

좌골 신경의 주행을 다리 쪽으로 짚어 나가다 보면 대퇴이두근 장두와 대 내전근 사이를 주행하는 좌골 신경을 만질 수 있다.

4 다시 다리 쪽으로 짚어 나간다.

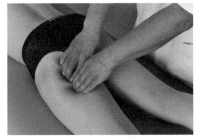

다시 다리 쪽으로 짚어 나가다 슬와의 위쪽에 이른다.

5 슬와의 위쪽을 촉진한다.

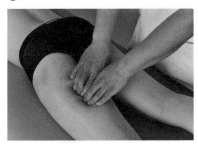

슬와 위쪽에서 좌골 신경이 끝난 부분까지 짚어 나가고 있다. 슬와의 위쪽에서 총비골 신경과 경골 신경으로 나뉜다.

6 장

신경의 촉진

1 바로 누워 편안한 자세를 취하게 한다.

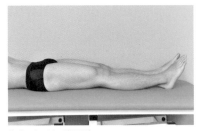

환자는 바로 눕는다(앙와위).

2 대퇴 이두근 내측연을 만져본다.

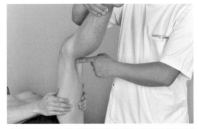

대퇴를 들어 올린 후(고관절을 굴곡) 대퇴 이두근의 내측연에서 슬와의 상외측연을 따라 지나는 총비골 신경을 만져본다.

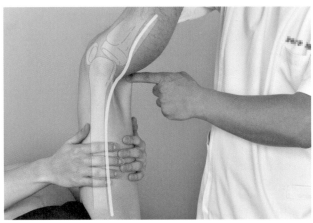

3 비골두의 후방에서 만져본다.

주행을 짚어 나가다 비골두의 후방(왼쪽 바깥쪽)에서 총비골 신경을 만져본다. 이 신경은 떠 있기 때문에 눈으로 확인할 수 있다.

1 위치를 대퇴 삼각으로 확인한다.

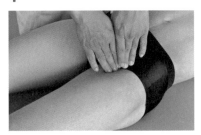

바로 누운 상태(앙와위)에서 대퇴 삼각(서혜 인대, 봉공근, 장내전근)에 둘러싸인 부분에 늘어선 대퇴 신경, 대퇴 동맥, 대퇴 정맥, 림프관을 확인한다.

2 대퇴 신경을 촉지한다.

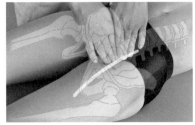

가장 바깥쪽에 있는 대퇴 신경을 촉지한다. 서혜 인대에서 나온 신경은 각 근지를 내놓기 때문에 가늘어진다.

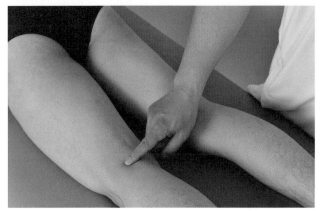

1

슬부의 정중앙을 촉진한다.

환자는 엎드려 누워(복와위), 무릎을 약간 굴곡시킨다. 촉 진자는 슬와의 정중앙에서 경골 신경을 촉지한다.

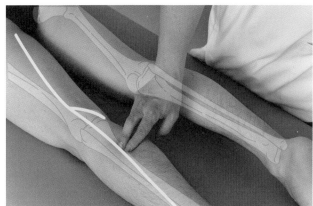

2

종아리에서 촉진한다.

무릎 관절을 신전시키면 신 경이 팽팽해져 쉽게 만질 수 있다.

3 내과 후방에서 촉진한다.

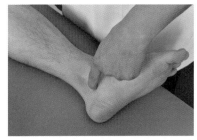

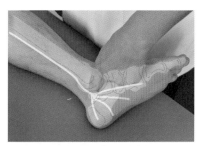

환자를 바로 눕게 한 후 내과 후방의 족근관에서 경골 신경을 만져본다.

족골관 부근의 경골 신경은 외측 족저 신경과 내측 족저 신경 으로 갈라진다.

6 장

신경의 촉진

1 주행을 확인한다.

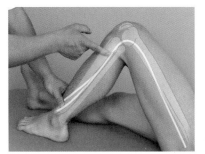

천비골 신경은 비골두를 돌아 하퇴 앞면에 나온 총비골 신경에서 갈라져 하퇴의 전외측을 하행한다.

2 하퇴부의 신경을 촉진한다.

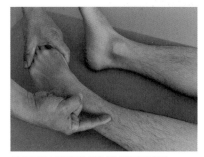

족부를 저굴·내반시키면 족배부에 신경이 드러난다.

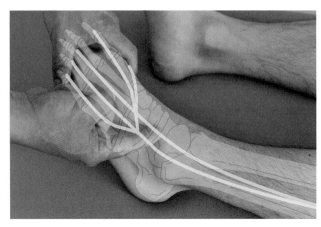

3

손끝으로 치듯이 촉진한다.

비골근과 장지신근 사이를 지나 하퇴 3분의 1에서 발등에 이르는 천비골 신경을 섬유에 직교시키면서 손끝으로 치듯이 촉진한다. 천비골 신경은 족배부에서 3개의 줄기로 나뉘는 일이 많지만, 이 신경의 주행에는 다양성이 보인다.

4 족배부를 촉진한다.

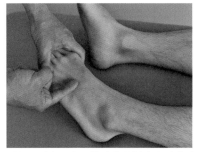

주행 도중 장 비골근에 근지를 낸 후 족배에서 안쪽 족배 피신경과 바깥쪽 족배 피신경으로 갈라진다.

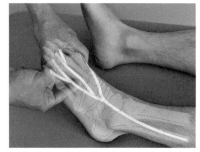

손톱을 사용해 톡톡 치듯이 촉진한다.

심비골 신경의 촉진 순서

1 제1, 2중족골을 확인한다.

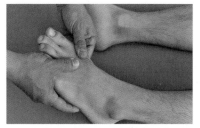

심비골 신경은 제1, 2중족골 사이에서 만져지는 일이 많다.

2 섬유의 주행을 따라 짚어 나간다.

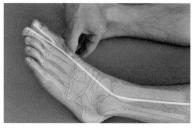

심비골 신경을 확인했으면 신경의 섬유를 따라 머리 쪽 방향으로 짚어 나간다.

비복 신경의 촉진 순서

1 족부를 배굴·내반시킨다.

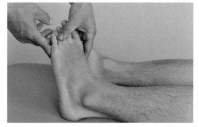

족부를 배굴·내반시켜 발등 외측으로 드러나는 신경을 확인한다.

2 외과의 후방에서 촉진한다.

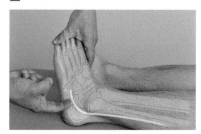

족부의 외측에서 외과의 후방에 드러난 신경과 직교하면서 손톱으로 섬유를 치듯이 촉진한다.

---

column **총비골 신경마비와 경골 신경마비**

총비골 신경이나 경골 신경이 압박받거나 염증을 일으키면, 보행 동작에 이상을 가져올 수 있다. 총비골 신경마비의 원인은 골절이나 종양 등의 압박, 깁스 고정, 신경염, 슬관절 탈구 등이 있다. 두드러진 증세는 전 경골근, 장지신근, 장모지 신근, 비골근 등의 마비에 따른 족관골 배굴, 외반 운동 불능이다. 발목이나 발가락을 젖히지 못하고 보행 시에 무릎을 높이 올려야만 하기 때문에 이를 '닭 걸음'이라 부르기도 한다. 경골 신경마비 증세는 주로 족관골 저굴 불능 등의 운동 마비나 외과, 족부 외측, 족저부의 지각 이상으로 나타난다. 경골 신경이 완전히 마비되면 비복근, 가자미근이 마비되면 족관골 저굴, 내반, 발가락의 굴곡이 어려워지면 발의 가장자리가 위쪽으로 향하는 외반구족이 된다. 외반구족은 다리의 발끝이 공중에 떠서 뒤꿈치만으로 접지하는 다리의 변형이다.

자율 신경계

자율 신경계는 말초 신경계 중 자율적인 기능을 담당한다. 자율 신경계는 구체적으로는 심근, 평활근(내장, 혈관), 분비샘에 분포하며 호흡이나 소화, 흡수, 순환이나 분비처럼 무의식적으로 일어나는 불수의적 활동을 조절한다. 척주의 양측을 달리는 줄기에서 나오는 '교감 신경계'와 뇌간과 선수에서 나오는 '부교감 신경계'라는 두 신경계로 이루어지는데, 보통 이들 신경계는 1개의 장기나 기관에 각각 섬유를 보내 서로 길항 작용(이중 지배)을 하는 경우가 많다. 예를 들어 교감 신경은 심장 혈관계를 촉진하고 소화기계, 비뇨기계를 억제한다. 이와 반대로 부교감 신경은 심장 혈관계를 억제하고 소화기계, 비뇨기계를 촉진한다.

교감 신경

자율 신경계의 말초 신경으로 제1흉수로부터 위의 요수까지 양쪽에 이어지는 교감 신경 줄기에서 나와 전신의 장기와 기관을 지배한다.

부교감 신경

뇌간(간뇌, 중뇌, 다리 연수)에서 나오는 부교감 신경은 뇌신경의 일부를 구성한다(동안 신경, 안면 신경, 설인 신경, 미주 신경). 선수(요수와 미수에 끼어 있는 척수의 일부)에서 나오는 부교감 신경은 골반 내의 장기와 기관을 지배한다.

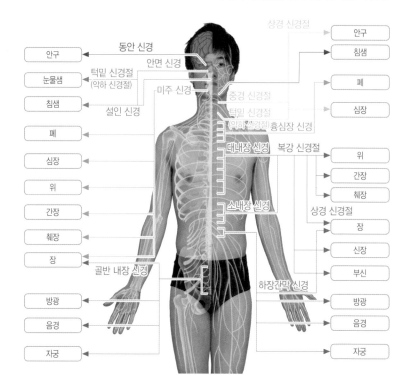

7장

혈관의 촉진

상지의 혈관

Blood vessel of the upper limb

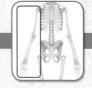

쇄골하 동맥이 액와 동맥, 상완 동맥이 되어 주관절의 굴측에서 요골 동맥·척골 동맥으로 분지하면서 상완에서 손가락 끝까지 혈액을 내보내고 있다.

관련 있는 뼈

상완골, 요골, 척골

근접하는 주요 근육

근육 상완 이두근, 오구 완근, 상완 삼두근, 삼각근, 대원근

오른쪽 앞면

상완 동맥
대흉근 하연에서 팔꿈치 관절에 걸쳐 정중 신경과 함께 지나는 동맥을 말한다. 상완 이두근이나 상완 삼두근 등에 가지를 내는 동시에 팔꿈치 관절 동맥 망을 형성하는 동맥(측부 동맥)이 분지한다. 팔꿈 치 관절의 굴 측에서 요골 동맥과 척골 동맥으로 분지한다.

요골 동맥
주와로부터 손에 걸쳐 주행하는 동맥을 말한다. 상완 동맥에서 요골을 따라 주행 하며, 손바닥에서 척골 동맥과 연결된다.

척골 동맥
주와에서 손에 걸쳐 주행하는 동 맥을 말한다. 상완 동맥에서 척골 을 따라 주행하며, 손으로 요골 동맥과 연결된다.

특징

상지의 말초에 있는 요골 동맥은 맥박의 촉지에 이용되는 경우가 많다. 상완 동맥은 전 경로를 따라 갈 수 있다.

상완 동맥의 촉진 순서

1 상완 이두근건의 내측연을 촉진한다.

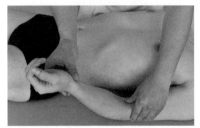

환자를 바로 눕게 한 후 상완 이두근의 정지건을 확인하고, 그 내측연을 따라 만져본다.

2 주관절부에서 박동을 촉지한다.

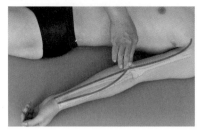

팔꿈치 관절부는 상완 이두근 건막의 안쪽에서 박동을 촉지할 수 있다. 촉진할 때는 혈관을 따라 세 손가락을 댄다.

요골 동맥의 촉진 순서

1 경상 돌기와 수근 굴근 사이에서 촉지한다.

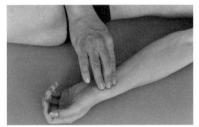

요골 동맥은 요골 경상 돌기와 요골 수근 굴근 사이에서 촉지할 수 있다.

2 주상골에서 심지를 촉지한다.

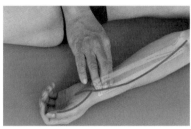

요골 동맥의 심지는 주상골을 가로지르는 곳에서 촉진할 수 있다.

척골 동맥의 촉진 순서

1 두상골의 근위부에서 촉진한다.

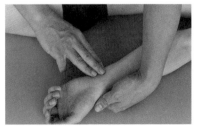

척골 동맥은 두상골의 근위부(동맥이 척골 앞면에서 손목 관절을 가로지르기 직전의 위치)에서 촉진할 수 있다.

2 척골 동맥을 촉지한다.

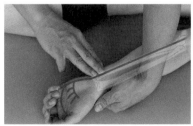

유구골의 갈고리와 두상골 사이에 위치하는 기온관(가이온터널)을 척골 동맥과 척골 신경이 지나고 있다.

하지의 혈관

Blood vessel of the lower limb

외장골 동맥→대퇴 동맥→슬와 동맥→전경골 동맥·후경골 동맥의 흐름으로 이어진다.
전경골 동맥은 다시 족배 동맥으로 분지한다.

관련 있는 뼈

대퇴골, 경골

근접하는 주요 근육

근육 봉공근, 대퇴근, 내전근, 대 내전근, 비복근, 전 경골근

왼쪽 앞면

대퇴 동맥
외장골 동맥에서 계속되어 서혜부로부터 슬상부까지 주행하면서 하지에 혈액을 보내는 동맥을 말한다. 아래쪽에서 슬와 동맥으로 이어진다.

슬와 동맥
대퇴 동맥이 슬와를 통과하는 곳에서 슬와 동맥이 된다. 아래쪽에서는 가자미근 건궁 아래에서 전·후경골 동맥으로 분지한다. 다시 슬관절로 확산되는 잔가지도 나온다.

전경골 동맥
슬와 동맥이 무릎 관절 아래에서 가자미근 건궁을 지난 후 분지하는 동맥의 하나이다. 대퇴 골간막의 위쪽을 지나 하퇴의 앞면에서 전 경골근의 심부, 심비골 신경과 함께 하행한다. 다시 하강하면서 주위의 근육에 근지를 보낸다.

후경골 동맥
전경골 동맥과 마찬가지로 슬와 동맥이 슬관절 아래에서 가자미근 건궁을 지난 후 분지하는 동맥 중 하나이다. 처음에는 경골 신경 외측을 따라 하행하다 비골 동맥을 분기한다. 그 후 비골 신경의 심부를 가로질러 그 안쪽을 주행한다. 그런 다음 내과에 이르러 굴근 지대 아래를 지나면서 안쪽 및 외측 족저 동맥으로 분지한다.

족배 동맥
전경골 동맥이 하신근 지대 아래를 지나 발등에 나온 동맥을 말한다. 족근 관절이나 발가락 근육에 걸쳐 가지를 낸 후 배측 중족 동맥 및 심 족저지가 된다.

특징

하지의 혈관은 동맥과 정맥이 나란히 있는 경우가 많으며, 주요 동맥 옆에는 이와 같은 이름의 정맥이 주행한다.

1 바로 누워 편안한 자세를 취하게 한다.

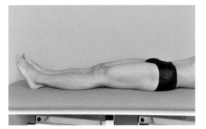

환자는 바로 눕힌다.

2 서혜 인대 안쪽에서 박동을 촉지한다.

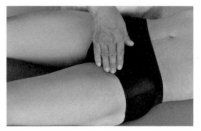

대퇴 동맥은 전상방 장골극과 치골 결절의 중간쯤에서 박동을 느낄 수 있다.

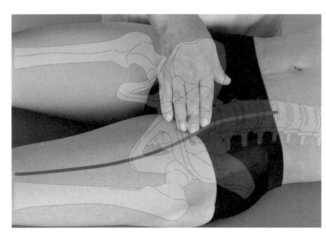

3

대퇴 동맥을 촉지한다.

대퇴 삼각(서혜 인대, 봉공근, 장 내전근)으로 둘러싸인 부위로, 바깥쪽부터 대퇴 신경, 대퇴 동맥, 대퇴 정맥, 림프관 순으로 늘어서 있다.

---

column 스칼파 삼각

스칼파 삼각('대퇴 삼각'이라고도 함)은 서혜 인대(근위), 봉공근(외측), 장 내전근(내측)에 따라 형성되어 있는 삼각 부분을 말한다. 삼각형은 약간 패여 있어 체표에서도 확인할 수 있다.

스칼파 삼각에는 대퇴 신경, 대퇴 동맥, 대퇴 정맥, 림프관이 지나며, 심층에는 대퇴골 두가 있다. 대퇴 동맥은 서혜 인대의 거의 중앙 아래에 위치하는 혈관 열공을 지나 대퇴 앞면으로 나와 스칼파 삼각을 수직으로 하행한다. 대퇴 신경은 서혜 인대 밑의 근육 열공을 지나 대퇴부에서 나온다. 변형성 고관절증(91쪽 참조)이 진행되면 고관절 앞쪽 스칼파 삼각을 눌렀을 때 통증이 수반되기도 한다.

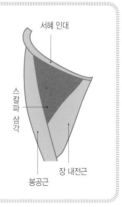

서혜 인대

스칼파 삼각

봉공근

장 내전근

1 엎드려 누워 편안한 자세를 취하게 한다.

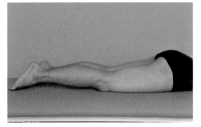

환자는 엎드려 눕는다(복와위).

2 무릎을 굴곡시킨 후 심층부를 촉진한다.

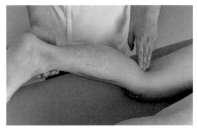

세 손가락으로 슬와부를 촉진한다. 무릎을 굴곡시키면 근육이 이완해 심층부를 쉽게 만질 수 있다.

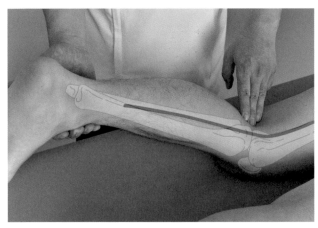

3

슬와 동맥을 촉지한다.

슬와부에서는 외측으로부터 총비골 신경, 경골 신경, 슬와 정맥, 슬와 동맥 순으로 늘어서 있다.

1 장모지 근건과 장 지신근건 사이를 촉진한다.

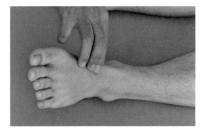

장모지 근건과 장 지신근 사이에 있는 족배 동맥은 피하에 있기 때문에 후경골 동맥보다 촉지하기 쉽다.

2 족배 동맥을 촉지한다.

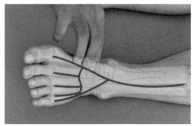

양쪽 복사뼈 사이의 발등에는 안쪽에서 순서대로 전 경골근건, 장모지 신근건, 족배 동맥, 장 지신근건이 늘어서 있다.

전경골 동맥의 촉진 순서

1 전 경골근의 심부를 촉진한다.

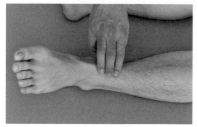

전경골 동맥은 하퇴 원위 전면에서 전 경골근과 장모지 신근 사이의 심부를 하행하므로 이곳을 촉진한다.

2 전경골 동맥을 촉지한다.

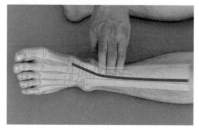

전경골 동맥은 전경골 정맥, 심비골 신경과 함께 간다.

후경골 동맥의 촉진 순서

1 엎드려 누워 편안한 자세를 취하게 한다.

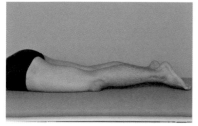

환자는 엎드려 눕거나 옆으로 눕는다.

2 후 경골근건의 후방에서 촉진한다.

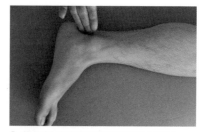

후 경골근건과 장 지굴근건 후방에서 박동을 촉지한다.

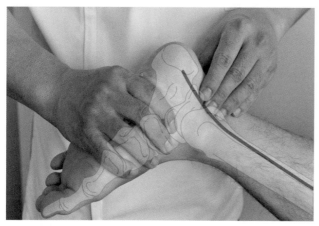

3

후경골 동맥을 촉지한다.

후경골 동맥은 장 지근건과 장모지 굴근건 사이에 있고, 내과 후방에 있는 굴근 지대의 하부(족근관)를 통과한다.

185

두부·경부의 혈관

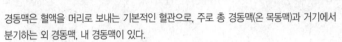

Blood vessel of the head

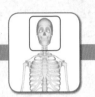

경동맥은 혈액을 머리로 보내는 기본적인 혈관으로, 주로 총 경동맥(온 목동맥)과 거기에서 분기하는 외 경동맥, 내 경동맥이 있다.

관련 있는 뼈

두골, 경추

근접하는 주요 근육

근육 흉쇄 유돌근, 견갑 설골근의 상복, 경돌설골근, 악이복근의 후복

앞면

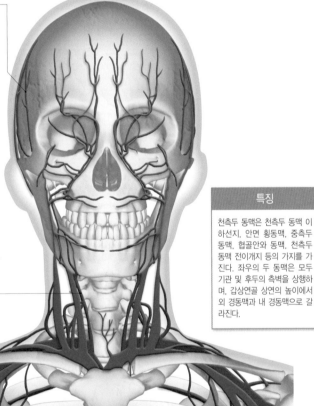

천측두 동맥

외 경동맥의 두 마지막 가지 중 가는 쪽(굵은 쪽은 악동맥)으로 두피, 귓바퀴, 저작근(교근, 측두근), 악관절에 혈액을 공급한다. 이하선 내부에서 일어나고 아래턱뼈의 하악경을 지나 측두골의 협골 돌기 후근을 넘는다.

총 경동맥

머리에 피를 보내는 혈관의 총주간의 역할을 하는 동맥으로, 좌우에 한 쌍이 있다. 제6 경추의 높이에 있으며, 오른쪽은 흉쇄 관절 높이에 있는 완두 동맥에서 갈라져 나오고, 왼쪽은 쇄하 동맥 바로 뒤에서 직접 대동맥 궁으로 갈라진다.

특징

천측두 동맥은 천측두 동맥 이하선지, 안면 횡동맥, 중측두 동맥, 협골안와 동맥, 천측두 동맥 전이개지 등의 가지를 가진다. 좌우의 두 동맥은 모두 기관 및 후두의 측벽을 상행하며, 갑상연골 상연의 높이에서 외 경동맥과 내 경동맥으로 갈라진다.

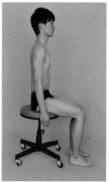

1

앉아서 편안한 자세를
취하게 한다.

환자는 의자에 앉고, 촉진자
는 후방에 위치한다.

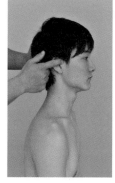

2

관자놀이 부근을 촉진한다.

천측두 동맥은 귓바퀴 앞부
분(관자놀이 부근)에서 촉지
할 수 있다.

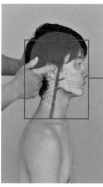

3

천측두 동맥을 촉지한다.

천측두 동맥은 이하선(귀밑
샘)의 내부에서 일어나고, 하
악골의 하악경을 넘어 측두
골의 협곡 돌기를 넘는다.

확대한 모습

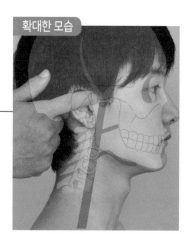

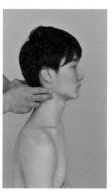

1

악관절 바로 아래에서 촉
진한다.

경부의 악관절 바로 아래 부
근의 맥박을 만질 수 있는 곳
이 있다. 총 경동맥에서 맥박
을 측정할 경우에는 일반적으
로 검지손가락을 이용한다.

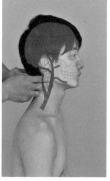

2

총 경동맥을 촉지한다.

총 경동맥은 기관지, 식도 밖
을 수직으로 상행하고, 갑상
연골 상연의 높이에서 외 경
동맥과 내 경동맥으로 갈라
진다.

7 장
혈관의 촉진

찾아보기

한글

찾아보기

칼럼

그림으로 이해하는 인체 이야기

뼈·관절·인대·신경·혈관 촉진술의 기본

2022. 11. 10. 초 판 1쇄 인쇄
2022. 11. 18. 초 판 1쇄 발행

감 수 | 사이토 아키히코
감 역 | 김필성
옮긴이 | 김선숙
펴낸이 | 이종춘
펴낸곳 | **BM** ㈜도서출판 **성안당**

주소 | 04032 서울시 마포구 양화로 127 첨단빌딩 3층(출판기획 R&D 센터)
    | 10881 경기도 파주시 문발로 112 파주 출판 문화도시(제작 및 물류)

전화 | 02) 3142-0036
    | 031) 950-6300
팩스 | 031) 955-0510
등록 | 1973. 2. 1. 제406-2005-000046호
출판사 홈페이지 | **www.cyber.co.kr**
ISBN | 978-89-315-8974-0 (03510)
     | 978-89-315-8977-1 (세트)
정가 | 16,500원

이 책을 만든 사람들
책임 | 최옥현
진행 | 정지현
교정 · 교열 | 안종군
본문 디자인 | 신묘순
표지 디자인 | 박현정
홍보 | 김계항, 박지연, 유미나, 이준영, 정단비, 임태호
국제부 | 이선민, 조혜란
마케팅 | 구본철, 차정욱, 오영일, 나진호, 강호묵
마케팅 지원 | 장상범
제작 | 김유석

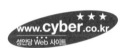

이 책의 어느 부분도 저작권자나 **BM** ㈜도서출판 **성안당** 발행인의 승인 문서 없이 일부 또는 전부를 사진 복사나 디스크 복사 및 기타 정보 재생 시스템을 비롯하여 현재 알려지거나 향후 발명될 어떤 전기적, 기계적 또는 다른 수단을 통해 복사하거나 재생하거나 이용할 수 없음.

UNDO KARADA ZUKAI: HONE · KANSETSU · JINTAI · SHINKEI · KEKKAN NO SHOKUSHINJUTSU NO KIHON supervised by Akihiko Saito
copyright ⓒ 2015 Akihiko Saito, Mynavi Publishing Corporation
All rights reserved.

Original Japanese edition published by Mynavi Publishing Corporation
This Korean edition is published by arrangement with Mynavi Publishing Corporation, Tokyo in care of Tuttle-Mori Agency, Inc., Tokyo, through Imprima Korea Agency, Seoul.

Korean translation copyright ⓒ 2022 by Sung An Dang Inc.

편집: 유한회사 view기획(가네마루 요코)
커버디자인: 이세 타로(ISEC DESIGN INC.) | 본문디자인: 나카오 쓰요시(유한회사 A's)
집필협력: 칸다 켄토 | 일러스트: BACKBONEWORKS, 아오키 요시히토, 아오키 렌지
촬영: 세오 나오미치 | 모델: 야마노구치 케이

이 책의 한국어판 출판권은 Tuttle-Mori Agency, Inc., Tokyo와
Imprima Korea Agency를 통해 Mynavi Publishing Corporation와의
독점 계약으로 **BM** ㈜도서출판 **성안당**에 있습니다. 저작권법에 의해
한국 내에서 보호를 받는 저작물이므로 무단전재와 무단복제를 금합니다.